DE LA

PROSTITUTION

DANS

LA VILLE D'ALGER

DEPUIS LA CONQUÊTE;

PAR E.-A. DUCHESNE,

Chevalier de la Légion d'honneur; Docteur en Médecine; Membre du Conseil d'Hygiène publique et de Salubrité; Membre de la Société Impériale de Médecine de Bordeaux, de Poitiers; des Académies des Sciences, Belles-Lettres et Arts de Dijon, de Rouen et de Saint-Quentin; de la Société Impériale des Sciences, Belles-Lettres et Arts d'Orléans; de la Société Havraise d'études diverses; de la Société Impériale d'Agriculture de la Haute-Garonne et de celle de Turin.

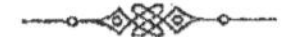

PARIS,

J.-B. BAILLIÈRE,	GARNIER FRÈRES,
LIBRAIRE	LIBRAIRES,
DE L'ACADÉMIE IMPÉRIALE DE MÉDECINE,	AU PALAIS-ROYAL, 215,
RUE HAUTEFEUILLE, 19.	ET RUE RICHELIEU, 10 TER.

A LONDRES, H. BAILLIÈRE, 219, REGENT-STREET.

1853

DE LA

PROSTITUTION

DANS

LA VILLE D'ALGER

DEPUIS LA CONQUÊTE.

OUVRAGES DU MÊME AUTEUR.

Traité du Maïs ou Blé de Turquie, ouvrage couronné par l'Académie de Médecine. Paris, 1830 ; 1 vol. in-8°, avec planches.

Répertoire des Plantes utiles et des Plantes vénéneuses du globe. Paris, 1836 ; 1 fort vol. in-8° imprimé à deux colonnes, avec planches.

Atlas du Répertoire.

Observations médico-légales sur la Strangulation par suspension incomplète. Paris, 1845 ; in-8°.

Histoire statistique du Choléra-Morbus dans le XIe arrondissement de Paris, pendant l'épidémie de 1849; in-8°, 1851.

Avec M. Chevallier :

Mémoire sur les Empoisonnements par les huîtres, les moules, les crabes et par certains poissons de mer et de rivière. Paris, 1851 ; in-8°.

Paris. — Typographie de Mme Ve Dondey-Dupré, rue Saint-Louis, 46.

AVANT-PROPOS.

Chargé d'une mission scientifique dans la province d'Alger pendant l'été de 1851, j'ai voulu consacrer quelques moments de liberté à l'étude d'une des questions d'hygiène publique de la ville d'Alger. Je n'avais que l'embarras du choix; car, malgré les améliorations introduites successivement par les divers gouverneurs dans cette nouvelle ville française, il n'est pas besoin d'y séjourner longtemps pour voir combien il reste à faire sous le rapport de la salubrité.

J'ai choisi un sujet presque médical et qui intéresse vivement la santé publique; c'est l'histoire *De la prostitution dans la ville d'Alger depuis la conquête.*

Entraîné par l'exemple de Parent-Duchatelet, qui a rendu un si grand service en s'occupant pour la ville de Paris, de cette immense question, et encouragé par quelques-uns de mes confrères d'Alger, je n'ai pas cru devoir reculer devant cette pénible tâche. Je m'empresse de remercier MM. Descous, adjoint au maire ; Lainé, chef de bureau à la mairie ; Mouzeler, économe du dispensaire ; Ekelt, médecin du dispensaire ; Berbrugger, bibliothécaire de la ville d'Alger, membre de la Commission scientifique de l'Algérie; Vaillant, inspecteur du service de santé de l'Algérie en 1850 et 1851, qui ont mis tant de bonne volonté à me communiquer les documents administratifs et à me fournir tous les renseignements dont j'avais besoin.

Ceux que je donnerai ont été pris sur les registres de la municipalité d'Alger, sur les feuilles du dispensaire, qui ont toutes été mises à ma disposition, en même temps que l'on m'ouvrait les portes de cet établissement et que l'on répondait verbalement à toutes mes questions sur le service qui y est établi. Malheureusement, lors de l'occupation, les fonctionnaires indigènes abandonnèrent leur service en emportant ou en faisant disparaître presque tous les registres et les documents les plus précieux. « Jamais, dit le capitaine Pellissier (1), une occupation ne s'est faite avec autant de désordre administratif que celle d'Alger, même dans les temps les plus barbares. »

Ce sont les débris de matériaux anciens ajoutés aux nouveaux, péniblement amassés, quelques rares indications trouvées dans les ouvrages sur l'Algérie, et les renseignements pris sur les lieux mêmes, qui m'ont servi pour faire ce travail, dont je crois la publication de quelque utilité. S'il peut contribuer à l'amélioration de cette branche de l'hygiène publique, j'aurai atteint mon but.

(1) *Annales algériennes;* 1836, t. I, p. 79.

DE LA

PROSTITUTION

DANS

LA VILLE D'ALGER

DEPUIS LA CONQUÊTE.

NÉCESSITÉ DE LA PROSTITUTION.

On ne peut plus actuellement se poser cette question : La prostitution est-elle utile? L'expérience de plusieurs siècles, les travaux sérieux des plus grands administrateurs de tous pays, qui n'ont pu détruire cette plaie de notre organisation sociale, y répondent suffisamment. Tous ont reconnu que c'était une nécessité malheureuse à laquelle il fallait se soumettre.

Fodéré, médecin aussi célèbre que profond moraliste (1), est obligé de terminer son article sur la matière par les conclusions suivantes :

(1) *Dictionnaire des Sciences médicales*, t. XLV, p. 480.

« 1° La prostitution est un acte qui amène la dégradation des forces physiques et morales des personnes qui s'y livrent ;

» 2° Elle est attentatoire aux bonnes mœurs, à la population, à la santé publique par la propagation qu'elle favorise des maladies honteuses, des maladies de la peau, et, dans certains cas, de plusieurs autres maladies contagieuses, ce qui devrait attirer sur elle toute la sévérité des lois et la faire proscrire comme ennemie du corps social;

» 3° Mais que, d'autre part, dans les villes où il y a garnison et beaucoup de célibataires par état ou par nécessité, elle devient une sorte de mal nécessaire qu'on est obligé de tolérer pour en éviter un plus grand encore; mais qu'il est indispensable de la soumettre à des dispositions constantes de garantie envers le public, sous le rapport de la santé et du bon ordre, afin qu'elle soit le moins nuisible possible. »

Cette nécessité de la prostitution une fois admise, on voit que ce sujet est capable d'offrir un grand intérêt au médecin observateur, sous le rapport de la morale, de la législation, de l'hygiène publique et de la population.

ORIGINE DE LA PROSTITUTION. — PROSTITUTION BIBLIQUE.

Croissez et multipliez (1), furent les premières paroles adressées par le Créateur aux deux premiers êtres qu'il venait de former à son image. Il s'agissait alors d'obtenir une postérité qui assurât l'empire de l'homme; plus tard, et dans l'espérance d'une progéniture vainement attendue de sa digne compagne, le vertueux Abraham (2) dut la quitter pour la jeune Agar, sa servante; c'était pour la même cause que les deux filles de Loth enivraient leur père qui allait commettre un double inceste avec elles.

Jacob (3) épouse successivement, et à huit jours d'intervalle, ses deux cousines germaines, Lia et Rachel, et les deux sœurs lui livrent tour à tour leurs plus jeunes servantes pour en obtenir une nombreuse postérité. Nous nous bornerons à ces citations que nous pourrions multiplier.

(1) *Genèse*, ch. I, verset 28.
(2) *Id.* ch. XVI.
(3) *Id.* ch. XXIX.

PROSTITUTION HOSPITALIÈRE.

Chez les peuples sauvages, on pratiquait l'hospitalité, et on regardait comme un bienfait des dieux la présence d'un hôte. De là, l'empressement et les soins dont il était l'objet. Un mari cédait volontiers son lit et sa femme à l'hôte que les dieux lui envoyaient, et la femme, docile à un usage qui flattait sa curiosité capricieuse, se prêtait de bonne grâce à l'acte le plus délicat de l'hospitalité. Il est vrai qu'elle y était entraînée par l'espoir d'un présent que l'étranger lui offrait souvent le lendemain en prenant congé d'elle; et puis, ce voyageur ne pouvait-il pas être un dieu voyageant sous la figure humaine?

On dit qu'en Abyssinie cet usage existe encore. Dans l'Amérique du Nord, les filles des tribus de Peau Rouge font fête aux trapeurs qui arrivent avec des pacotilles de colliers et de verroteries.

PROSTITUTION SACRÉE.

La prostitution sacrée fut la suite de cette première prostitution, et des prêtres s'attribuèrent des sacrifices que de jeunes filles nubiles croyaient offrir à la Divinité ; de là, ces idoles monstrueuses auxquelles se prostituaient les vierges de l'Inde.

Si l'on en croit Hérodote, toutes les dames de la ville immense de Babylone venaient religieusement se prostituer, une fois dans leur vie, dans le temple de Vénus, à un étranger qui prenait possession de celle qui lui convenait en *invoquant la déesse Mylitta,* qui n'était autre que Vénus Uranie.

Plus tard, les Phéniciens sacrifiaient à la déesse Astarté, qui avait les deux sexes dans ses statues pour représenter à la fois Vénus et Adonis. Elle avait dans l'île de Chypre vingt temples renommés; les deux principaux étaient ceux de Paphos et d'Amathonte, où la prostitution sacrée s'exerçait sur une plus grande échelle que partout ailleurs.

Si l'on voulait interroger les mystères des fêtes de Cérès, de Bacchus, de Vénus et de Priape, on verrait la prostitution érigée en culte et prenant alors une extension remarquable.

Cette prostitution sacrée est encore en usage chez beaucoup de peuples indiens dont la civilisation est peu avancée, et nous lisions récemment, dans une *Statistique de Mahé*, un article sur les mœurs des Malabars, où l'on dit : « Leurs mœurs sont loin d'être pures, les plaisirs sensuels les accompagnent partout où ils vont. Ils ont de la musique et des danses qui sont très-lascives, surtout la nuit quand ils ont une fête dans leurs pagodes, où l'on trouve des endroits destinés aux plaisirs secrets ; on voit sur les chars de leurs dieux, ainsi que sur les murs de leurs temples, des tableaux qui représentent des scènes mystérieuses. Il paraît que cela tient à leur religion. »

PROSTITUTION LÉGALE.

Dans la savante publication qui est faite en ce moment, sous le nom de Pierre Dufour (1), on cite une multitude d'exemples qui établissent cette espèce de prostitution, et l'on ajoute, page 132 : « La prostitution qui existait dans tous les temples d'Athènes, à l'époque où Solon donna des lois aux Athéniens, invita certainement le législateur à établir la prostitution légale. Il vit les prêtres et les autels s'enrichir avec le produit des consacrées qui ne se vendaient qu'à des étrangers.

(1) *Histoire de la Prostitution chez les différents peuples.*

Il songea naturellement à procurer les mêmes bénéfices à l'État et par les mêmes moyens, en les faisant servir à la fois aux plaisirs de la jeunesse athénienne et à la sécurité des femmes honnêtes. Il fonda donc, comme établissement d'utilité publique, un grand *dictérion* dans lequel les esclaves achetées avec les deniers de l'État et entretenues à ses frais, levaient un tribut quotidien sur les vices de la population, et travaillaient avec impudicité à augmenter les revenus de la république. »

PROSCRIPTION DE LA PROSTITUTION.

Solon fit en même temps des règlements très-rigides pour organiser cette partie des services publics, et des lois très-sévères punirent toutes les infractions.

Les femmes qui se livraient à la prostitution étaient généralement des esclaves méprisées pour leur honteux commerce, et à Rome, les citoyennes qui se prostituaient perdaient cette qualité. Sous le règne de Domitien, elles étaient déclarées incapables de succéder et de percevoir des legs.

Cette législation fut conservée par presque tous les empereurs chrétiens.

Chaque roi de la première race avait trois ou quatre épouses qualifiées de reines et un plus grand nombre de concubines (1). Charlemagne essaya cependant d'extirper la débauche publique, en publiant une ordonnance qui bannissait les prostituées tant des villes que des villages.

Dans certains pays, et plus tard, on proscrivit aussi les prostituées. En 1521, un magistrat de Strasbourg les expulse de la ville, et enfin toutes les maisons privilégiées de débauche sont supprimées en 1540 ; mais peu à peu elles reprennent pied dans la ville, et s'y multiplient tellement, qu'en 1684 on ordonne de les chasser publiquement, de les fouetter par la main du bourreau si elles rentrent dans la ville, et même de leur couper le nez.

Ces peines rigoureuses prouvent bien que l'on a parfois tenté d'opposer une digue à l'envahissement de ce spectacle immoral ; cependant il a fallu céder partout et légaliser la prostitution dans

(1) *Histoire de Paris*, t. I, p. 346.

l'intérêt du bon ordre et de la salubrité. Nous avons vu originairement la prostitution avoir pour mobiles l'hospitalité et la religion; mais depuis longtemps, telles ne sont plus les causes honorables qui la déterminent, et il faut l'attribuer à la paresse, à la misère et à la pauvreté, à la vanité, à la gourmandise, à des chagrins domestiques ou à des mauvais traitements.

Parent-Duchâtelet (1), dans un de ses curieux tableaux, ne trouve que 90 prostituées sur 5,183, qui aient pu donner une excuse admissible à l'exercice de cet infâme métier.

J'ai cru devoir faire cette courte digression sur la nécessité de la prostitution, son origine et ses causes, avant d'arriver au sujet particulier que je veux traiter ici : *De la Prostitution dans la ville d'Alger depuis la conquête*.

ORIGINE DE LA PROSTITUTION A ALGER.

Il existe si peu d'ouvrages sur la Régence d'Alger avant la conquête des Français en 1830, qu'il

(1) *De la Prostitution dans la ville de Paris*; 1837, 1er vol., p. 100.

ne nous a pas été possible de faire l'histoire complète de la prostitution africaine avant cette époque.

Cependant, à force de recherches, nous sommes parvenu à découvrir qu'elle existait déjà à Alger en 1612. Le père don Diego de Haedo, qui a publié, *en espagnol*, une *Topographie* et une *Histoire d'Alger*, nous donne à ce sujet des détails assez curieux.

« Le troisième vice et péché, dit-il, est la luxure dont les Algériens font un si grand usage, qu'ils la regardent comme devant faire leur bonheur dans ce monde et dans l'autre. Suivant la doctrine de Mahomet, la fornication simple n'est pas un péché, et les femmes de mauvaise vie sont si nombreuses (quoique parmi eux les b...... ne soient pas tolérés et qu'il n'y en ait aucun), que les Maures mêmes disent qu'il n'y a pas de femme, à Alger, qui ne se prostitue, non-seulement aux Turcs et aux Maures, mais encore aux chrétiens qu'elles obsèdent de leurs importunités et qu'elles vont chercher dans leurs propres maisons, sans crainte de la mort, ou qu'on les jette à la mer comme c'est l'habitude. »

Ces faits se trouvent confirmés par un autre ouvrage publié en 1671 (1).

Voici ce que raconte Emmanuel d'Aranda (2) : « Les femmes ne sont pas scrupuleuses devant les esclaves chrétiens, car elles disent qu'ils sont aveugles ; mais elles sont remarquables par leurs mauvaises inclinations ; car nonobstant que leurs maris, avec toutes sortes de diligences, tâchent de tenir leurs femmes et leurs filles dans la maison, elles inventent mille finesses pour se baigner, pour faire des visites, ou sous prétexte de dévotion pour visiter un marabout ou *santon;* et s'abandonnent alors, quand elles trouvent l'occasion, à tous ceux qu'elles rencontrent, fussent-ils des coquins, des bélîtres, des sodomites. »

Il ajoute dans un autre endroit (3) : « Quelques esclaves gagnaient beaucoup d'argent; mais comme l'on voit ordinairement que le bon temps et l'argent perdent les hommes, ceux-ci le perdaient avec les femmes et le vin. »

(1) *Topographia e Historia general de Argel.* In-fol. 1612, p. 38.

(2) *Relation de la captivité et la liberté du sieur Emmanuel d'Aranda, jadis esclave à Alger*, 1671. In-18, avec portrait, p. 228.

(3) *Idem*, p. 237.

Ces faits intéressants, cités par deux auteurs dignes de foi et qui ont longtemps habité Alger, démontrent d'une manière irréfragable que la prostitution y existait déjà au seizième siècle; nous n'avons pu remonter à une date plus ancienne.

PROSTITUTION AVANT 1830.

Nous arrivons, sans intermédiaire, aux années qui ont précédé l'arrivée des Français sur le sol africain.

La prostitution y existait certainement sur une grande échelle et y était réglementée.

Et d'abord nous savons que les janissaires mariés avaient tous des concubines, outre les quatre femmes qui sont permises à tout musulman, d'après le Coran. Mais comme ils perdaient une grande partie de leurs avantages en se mariant, ils restaient presque tous célibataires et vivaient avec les filles publiques, chez lesquelles ils passaient la moitié du temps à se livrer à toutes espèces de débauche.

En outre, ils étaient tous adonnés à la pédérastie.

Le capitaine Rozet estime à 3,000 le nombre des filles publiques qui existaient à Alger, lors de notre arrivée. Il y avait des Mauresques, des Arabes, des négresses, mais il n'y avait pas de Juives autorisées. Les femmes publiques étaient renfermées dans des maisons particulières et divisées en diverses classes dont chacune avait ses prix ; elles ne pouvaient sortir sans la permission u mézouar. C'était le grand bailli ou le lieutenant général de la police ; on l'appelait *mézouar* ou *mizouar*, et il était chargé spécialement de la surveillance des femmes qui faisaient métier de la prostitution.

PROSTITUTION APRÈS 1830.

Les Français trouvèrent la prostitution établie à Alger et dans toute la Régence soumise aux règles despotiques des mézouars. Cette tutelle persista encore pendant quelque temps ; mais aussitôt que l'on eut pris possession du pays et en présence de troupes assez nombreuses, on sentit que, dans l'intérêt de la santé du soldat et des arrivants attirés à Alger par l'espoir d'y faire fortune, on devait réglementer la prostitution.

Si l'on ouvre le registre des délibérations de la Commission administrative du dispensaire d'Alger, on y trouve à la date du 6 décembre 1837 un Rapport remarquable de M. Antié, lu et approuvé le 29 décembre 1837, où on lit ce qui suit sur l'historique des arrêtés sur la prostitution en Afrique.

Un arrêté du 11 août 1830 créa un dispensaire de santé sous la surveillance de la police.

Toutes les filles étaient tenues de s'y faire inscrire et de s'y pourvoir d'un livret.

Elles étaient obligées de se présenter une fois par semaine au dispensaire et de payer entre les mains de l'agent comptable une rétribution mensuelle de 5 fr.

Par arrêté du 27 mars 1831, le dispensaire fut placé sous l'autorité du maire; mais l'impôt continua à être perçu par les soins du commissaire de police.

Un arrêté du 12 juin suivant plaça sous la surveillance du maire, les filles et le dispensaire.

La nécessité de mettre un terme aux abus qui résultaient de la mesure par laquelle la perception avait été confiée aux agents subalternes de la police, fit rendre l'arrêté du 11 juillet 1831, par lequel le sieur Loarby fut rendu adjudicataire, moyennant la somme de 1,860 fr. par mois.

Le 29 septembre suivant, intervint un nouvel arrêté qui, basé sur la concession du sieur Loarby, concéda la ferme au sieur Mehemet, moyennant 1,980 fr. par mois.

Le 5 juin 1832, une concession fut faite au sieur Loarby, moyennant 1,488 fr. par mois, et la taxe fut élevée à 7 fr. 44 cent. par mois.

Le 30 juillet 1834 et jusqu'au 1er août 1835, la rétribution fut élevée à 9 fr. et concédée moyennant le payement mensuel d'une somme de 1,666 fr. 80 c. au sieur Balré, avec faculté de percevoir à son profit le montant des amendes prononcées par le commissaire de police, de réunir les filles deux fois par mois, et d'exiger 10 fr. pour les fêtes à l'extérieur et 5 fr. pour les fêtes dans la ville.

Le 3 août 1835, la concession fut de nouveau adjugée à Balré moyennant 2,250 fr. par mois.

Ici commence le droit, pour les filles, d'être visitées chez elles, moyennant 3 fr. par visite payables au médecin.

Le 28 novembre 1835 parut un arrêté qui plaça

sous la surveillance du Commissaire de Police toutes les prostituées, et régla ou résuma définitivement toutes les obligations qui étaient imposées soit aux filles, soit aux agents chargés de les surveiller.

Cet arrêté est le seul qui présente un système complet d'organisation. Voici la teneur de cet arrêté :

Nous, Intendant civil des possessions françaises dans le nord de l'Afrique;

Vu les articles 10 et 46 du titre 1er de la loi du 19-27 juillet 1791, etc.;

Considérant que l'expérience a fait reconnaître la nécessité de reviser les règlements en vigueur, concernant les filles publiques; avons arrêté et arrêtons ce qui suit :

DE L'INSCRIPTION.

ARTICLE 1er. Toute fille notoirement livrée à la prostitution sera inscrite par les soins du Commissaire de Police, chef du Bureau central, sur un registre tenu à cet effet audit bureau.

ART. 2, 3, 4, 5. Sur la manière de faire cette inscription

DU SERVICE SANITAIRE.

ART. 6. A dater du 1er octobre prochain, toutes les femmes

publiques seront tenues de se faire visiter deux fois par mois et à quinze jours d'intervalle pour faire constater leur état de santé.

Art. 7. Cette visite aura lieu au dispensaire. Toutefois les femmes publiques qui désireraient se faire visiter à leur domicile pourront en obtenir la faculté en payant une rétribution extraordinaire de 3 francs par visite, à titre d'honoraires, en faveur du médecin.

Art. 8, 9, 10. Sur la tenue du registre des visites.

Art. 11. Les filles publiques visitées au dispensaire et reconnues atteintes de maladies vénériennes seront retenues dans cet établissement pour y être mises immédiatement en traitement. Quant à celles qui seraient visitées dans leur domicile et qui se trouveraient dans le même cas, elles seront conduites au dispensaire par les soins du Commissaire de Police.

DE LA PERCEPTION.

Art. 12. Pour subvenir aux dépenses qui résulteront tant de la visite que du traitement des femmes publiques, il sera payé pour et par chacune de ces femmes, *au moment de la visite*, une rétribution de 5 francs, soit 10 francs par mois.

Art. 13 et 14. Sur le mode de perception de cet impôt par l'économe du dispensaire.

DISPOSITIONS GÉNÉRALES.

Art. 15, 16, 17, 18, 19. Concernant l'exhibition des cartes, les changements de domicile, etc.

Art. 20. Il est expressément interdit à toutes filles publiques de se produire, de vaquer dans les rues après dix heures du soir et d'appeler directement ou indirectement les passants, soit de jour, soit de nuit, aux portes, aux fenêtres, dans les rues, places, promenades ou chemins publics.

Art. 21. Il leur est expressément défendu de s'introduire dans les casernes ou corps de garde ; de recevoir ou d'avoir chez elles des militaires après la retraite, et même de se trouver ailleurs en leur compagnie.

Art. 22. Nulle fille publique ne pourra, non plus, sortir de la ville pour se rendre dans les tribus environnantes, sans une permission écrite du Commissaire de Police, chef du Bureau central; la même permission leur sera nécessaire pour aller aux fêtes qui seraient données soit dans l'intérieur, soit à l'extérieur de la ville.

Art. 23. Réglementaire.

Art. 24. La rétribution à payer pour chacune des filles dont la demande sera faite reste fixée, pour l'extérieur, à 10 francs, et pour l'intérieur, à 5 francs.

Art. 25 et 26. Réglementaires.

Alger, 26 septembre 1835.

L'Intendant civil,
Lepasquier.

Le 18 avril 1836, M. Germont, commissaire central de police, signala à M. l'Intendant civil une diminution de plus de 4,000 francs dans la recette, et il n'hésita pas à en attribuer la cause à un mode qui consistait à confier la perception à trois ou quatre personnes indépendantes.

M. Germont signalait encore le scandale de ces perceptions, les interprétations peu honorables qui en résultaient pour ceux qui en étaient chargés; enfin l'inconvénient d'entretenir pour ce service un personnel très-nombreux.

Par un Rapport du 3 octobre 1836, M. Méardi, médecin du dispensaire, signala aussi de nombreux abus qui s'étaient perpétués sous l'administration des fermiers, dont l'un d'eux a payé, en amendes, la somme de 6,000 francs.

Tant d'abus, tant d'exactions ayant éveillé l'attention de l'autorité supérieure, M. Maziau, chef de Bureau de Comptabilité à l'Intendance civile, prépara un règlement rempli de vues utiles, et dont nous avons à regretter que l'application n'ait pas été faite.

Les choses sont restées dans cet état jusqu'à la formation de la Commission.

D'après la vérification des registres, on retrouve la trace du désordre des écritures, des comptes, etc.

POLICE.

Irrégularité entière : pour les cartes, les visites à domicile, les perceptions et les visites au dispensaire.

(*Suivent quelques exemples qui trouveront place dans notre travail.*)

Le sieur Margot, appelé dans le sein de la Commission et interrogé, répondit : « Je savais, il est vrai, que des agents sous mes ordres prévariquaient, mais je n'ai jamais rien pu découvrir. »

L'agent de police Baruch fait les aveux les plus complets et dit que M. Margot lui-même avait touché, pour son compte personnel, de 40 à 60 francs par bal.

On a touché, du 1er janvier au 24 octobre 1837, 19,917 francs sur 448 filles.

Il y a là une erreur énorme; car en retranchant des 448 filles, 148 pour non-valeurs ou cessation, retranchant encore les sommes provenant des permis de musique, des fêtes et des bals, il resterait toujours 300 filles qui, à 10 francs par mois, doivent produire, ainsi que l'a avancé l'agent Baruch, 30,000 francs au lieu de 19,917.

(*Suit le détail du personnel, de l'alimentation et de la comptabilité du dispensaire en* 1837, *que nous donnons ailleurs.*)

CONCLUSIONS.

L'institution des filles publiques est une plaie de notre organisation sociale, une nécessité malheureuse à laquelle il faut se soumettre; mais le nombre de ces femmes est si disproportionné à Alger, que la misère en chassera sans doute celles-là même que la misère y a conduites, et lorsqu'on considère qu'on en compte plus de 300 sur 25,000 habitants, tandis que Paris n'en a que 4,000 pour 900,000 habitants, il est permis d'espérer qu'avec une administration loyale et protectrice on en ramènera plusieurs dans le devoir, en même temps qu'on pourra préserver la santé publique.

PROJET PROPOSÉ.

L'Économe.

2 Surveillants ayant chacun un arrondissement avec permutation de six mois en six mois.

1 Contrôleur....................	1,800
2 Surveillants à 1000 francs.........	2,000
1 Chiaouch.....................	500
1 Chirurgien pour le dispensaire.....	2,000
	6,300
Dépenses du dispensaire..........	2,360
	8,660

Le Médecin n'ayant plus le bénéfice des visites à domicile, il me paraît convenable d'élever son traitement à 2,000 fr.

ARRÊTÉ SUR LES FILLES PUBLIQUES.

Nous, Intendant civil des possessions françaises au nord de l'Afrique ;

Vu l'arrêté de notre prédécesseur en date du 28 septembre1835, après avoir reconnu :

1° L'impossibilité d'obtenir un résultat satisfaisant au moyen des dispositions qu'il contient, notamment en ce qui concerne la morale et la santé publique ;

2° Les inconvénients nombreux que présente un mode de perception dont le recouvrement a divers agents indépendants les uns des autres ;

3° La nécessité de soumettre à un contrôle exact les opérations des divers agents chargés de la surveillance des filles publiques, comme des recouvrements des impôts, et d'affecter spécialement au service des hommes qui ne soient pas soumis à d'autres obligations ;

4° Après avoir reconnu enfin la nécessité d'imprimer à ce service l'ordre, la régularité et la décence convenables ;

Avons arrêté et arrêtons ce qui suit :

ARTICLE PREMIER.

A partir du 1er janvier 1838, le service des filles publiques sera confié à un Contrôleur et à un Commissaire de Police sous ses ordres, placés les uns et les autres sous l'autorité exclusive du Maire de la ville d'Alger.

ART. 2.

Les obligations qui leur sont imposées, celles relatives à l'économe et au médecin du dispensaire, ainsi qu'aux filles publiques, se trouvent résumées dans le règlement général qui fait suite au présent arrêté, et aux dispositions duquel les uns et les autres sont tenus de se conformer.

ART. 3.

Tous les arrêtés antérieurs sur les filles publiques sont et demeurent abrogés.

ART. 4.

Le Maire d'Alger est chargé de l'exécution du présent arrêté.

Alger, le 30 décembre 1837.

ANTIÉ.

RÈGLEMENT GÉNÉRAL SUR LES FILLES PUBLIQUES.

ARTICLE PREMIER.

Toute fille publique qui voudra se livrer à la prostitution est tenue d'en faire préalablement la déclaration au Contrôleur des filles publiques, qui en fera l'inscription au registre matricule et lui délivrera un livret qu'il signera.

ART. 2 ET 3.

Réglementaires.

ART. 4.

Toute fille inscrite au registre matricule est tenue de déposer entre les mains de l'Économe du Dispensaire, une rétribution mensuelle pour laquelle il sera délivré une quittance extraite d'un registre à souche. Cette rétribution demeure fixée pour les filles dites entretenues à 20 fr., et à 10 fr. pour les filles non entretenues.

ART. 5.

Réglementaire.

ART. 6.

Il sera fait remise par le maire de tout ou partie de la rétribution et même des amendes en faveur de toute fille qui justifiera de son état d'indigence par un certificat signé du Contrôleur, de l'Économe et du Médecin du Dispensaire.

Celles détenues chez lesquelles la syphilis viendrait à se déclarer, seront transférées immédiatement au Dispensaire.

Après leur guérison, elles seront écrouées de nouveau, afin qu'elles puissent achever leur peine.

ART. 19, 20 ET 21.

Réglementaires.

ART. 22.

Toute fille qui, dans les dix jours qui suivront le jour de la visite, n'aura pas acquitté, soit le montant de la rétribution mensuelle, soit le montant des amendes ou autres sommes, par elle dues, sera condamnée à un emprisonnement de cinq jours à trois mois, à moins qu'elle ne justifie de son indigence.

DU CONTROLEUR ET DES AGENTS DE SURVEILLANCE.

ART. 23, 24, 25 ET 26.

De leurs fonctions.

DE L'ÉCONOME DU DISPENSAIRE.

ART. 27, 28, 29, 30, 31 ET 32.

De ses fonctions, obligations et devoirs.

DU MÉDECIN DU DISPENSAIRE.

ART. 33.

Le Médecin du Dispensaire est chargé, indépendamment du traitement des malades admis dans cet établissement, des visites périodiques, accidentelles et d'urgence auxquelles toutes les filles demeurent soumises en vertu du présent règlement.

ART. 34.

Il est tenu de se rendre au Dispensaire deux fois par jour, le matin de 7 à 9 heures, le soir de 3 à 4 heures.

ART. 35.

Il portera sur un cahier de visite et sur le livret de chaque fille, le résultat des visites périodiques accidentelles ou d'urgence.

ART. 36.

Réglementaire.

ART. 37.

DU CONCIERGE DE LA PRISON.

De la présentation du livret pour admettre à la prison.

DISPOSITIONS GÉNÉRALES ET TRANSITOIRES.

ART. 38, 39, 40, 41, 42, 43.

ARRÊTÉ.

Nous, Intendant civil des possessions françaises dans le nord de l'Afrique;

Vu le règlement général sur le service des filles publiques, etc., avons arrêté ce qui suit:

ARTICLE PREMIER.

A dater du 1er janvier 1838, le Médecin du Dispensaire recevra un traitement annuel de 2,000 fr.

ART. 2.

Réglementaire.

Paris, le 30 décembre 1837.

Le registre déposé à la mairie d'Alger ne donne pas d'arrêtés postérieurs ni d'autres règlements importants sur le service des filles publiques. Il paraît donc que le projet et le règlement proposé par M. Antié furent adoptés, sans modifications, par l'Intendant civil; et ce qui donne à le croire, c'est l'arrêté postérieur du 31 décembre 1837, qui fixe les appointements du médecin et rappelle en termes généraux le règlement général que nous venons de donner dans ses dispositions principales.

Telles sont donc encore les principales dispositions réglementaires qui régissent les filles publiques d'Afrique, et qui n'ont souffert, depuis 1838, que de légers changements que nous indiquerons à mesure que nous avancerons dans notre travail.

NOMBRE DES PROSTITUÉES.

PROSTITUTION FEMELLE.

A Alger, comme dans les autres villes, la prostitution peut se diviser en prostitution autorisée par les magistrats et surveillée; et en prostitution clandestine et dissimulée.

C'est le nombre des prostituées de cette dernière classe qui fait varier les chiffres connus, et cela aussi bien en Afrique qu'à Paris et dans toutes les grandes villes du monde. Parent-Duchâtelet dit qu'au commencement de ce siècle quelques écrivains publiaient qu'il y avait 15,000 filles publiques à Paris, d'autres 20,000, d'autres, enfin, 30,000.

Le même vague existe à Alger, et notre incertitude sera plus grande encore si nous tenons compte d'un élément nouveau que l'on peut regarder à Paris comme exceptionnel ; je veux parler de la sodomie ou prostitution mâle.

SODOMIE OU PROSTITUTION MALE.

Ceux qui connaissent les mœurs arabes savent combien ils sont adonnés à la sodomie. Ce hideux péché existe depuis longtemps ; car, sans remonter aux saintes Écritures, nous avons vu que d'Aranda signalait les sodomites d'Alger.

« Ce qui favorise la prostitution, dit Haedo (1),

(1) *Topographia e Historia general de Argel.* In-fol., 1612, p. 38.

c'est que les femmes vont librement dans les rues de la ville, le visage couvert d'un voile, et que les maris font peu de cas d'elles, leur préférant les garçons. En outre, il y a un grand nombre d'entremetteuses qui n'ont d'autre chose à faire que d'exercer leur infâme métier sans qu'aucune soit punie. La sodomie est tenue en honneur, et celui-là est le plus considéré qui entretient un plus grand nombre de garçons. Ces garçons sont plus soigneusement gardés que leurs femmes et que leurs filles. »

« Les vendredis et le jour de Pâques, ils les font sortir à la promenade, richement vêtus, et tous les galants de la ville, même les hommes les plus graves, vont alors leur faire la cour, leur offrant des bouquets de fleurs et leur racontant leurs tourments et leur passion. Un homme qui a un fils, s'il veut l'avoir exempt de ce péché, doit le garder avec plus de vigilance qu'Argus; car bientôt il a des amoureux qui lui font la cour, qui viennent se promener devant sa maison. Aucun caïd ne va dehors, aucun Turc ne va à la guerre, aucun corsaire en course, qu'il n'emmène un garçon pour lui faire la cuisine et pour lui tenir compagnie dans son lit. Pécher avec eux au milieu de la journée, aux yeux de tout le monde, est une chose dont personne ne s'étonne. Il y a plusieurs Turcs et renégats qui, quoique étant des hommes âgés et même des vieillards, non-seulement ne veulent pas se marier avec des femmes, mais encore se vantent de n'en avoir jamais connu; et ils les détestent au point de ne pas vouloir les voir devant leurs yeux. Il y en eut un, qui était le premier parmi les caïds et le plus riche des renégats, Grec de nation, qui jura à Dieu qu'il se tenait pour déshonoré d'être né d'une femme, et que si on lui montrait sa mère, il la tuerait de ses propres mains, tellement il les haïssait. »

La sodomie était alors si honorée à Alger et si publiquement pratiquée, que les barbiers avaient l'habitude, afin d'avoir plus de gain et plus de monde dans leurs boutiques, d'avoir des jeunes gens qui rasaient et qui taillaient les cheveux à leur pratique; les Maures, les renégats et les Turcs faisaient continuellement la cour à ces jeunes gens, comme si c'étaient les dames les plus belles du monde. En effet, les boutiques des barbiers étaient autant de maisons publiques.

La bestialité est très-pratiquée parmi eux, et

en cela ils imitent les Arabes, qui sont très-enfoncés dans l'usage de ce vice, de même que les marabouts (1).

Le même auteur dit qu'une des causes de divorce admises par la loi est celle-ci : Lorsque le mari est sodomite avec sa femme, ce qui arrive fréquemment, la femme va demander justice au cadi (juge). Arrivée devant le cadi, sans parler ni prononcer aucune parole, elle s'accroupit sur les genoux, prend sa pantoufle et la pose devant elle, la semelle en haut, voulant dire par là que son mari la connaît à l'envers. Cela fait, elle est admise à prouver ce qu'elle avance (2).

En parlant des marabouts, de leurs habitudes et de leurs différentes classes, il dit (3):

« Les marabouts sont ordinairement grands sodomites et se vantent de l'être ; le péché bestial, ils le pratiquent au milieu du marché, dans la rue principale, aux yeux de toute la ville ; et la cécité et folie des Maures et des Turcs est si grande, qu'ils ne s'en étonnent pas, mais, au contraire, ils le regardent comme une bonne œuvre. »

(1) Ouvr. cité, p. 35.

(2) Cet usage existe encore aujourd'hui dans tous les pays soumis à la loi mahométane.

(3) Ouvr. cité, p. 23.

Et plus loin : « Il y a une classe de marabouts qui sont fous et sans raison, soit qu'ils soient venus au monde de la sorte, soit à cause de maladie ou de quelque autre accident, et ceux-là sont regardés comme les plus saints. C'est un grand péché que de leur refuser ce qu'ils demandent ou d'empêcher qu'ils ne prennent les objets qui leur conviennent, soit dans les boutiques et sur les marchés. Mais quelques-uns d'entre eux ne sont pas fous, mais de grands coquins; car il arrive quelquefois que s'ils trouvent dans la rue une femme jeune et jolie, ils se jettent sur elle à la manière des chevaux et la connaissent publiquement. La folie des Maures et des Turcs est si grande, que non-seulement cet acte ne leur paraît pas un mal, mais, au contraire, ils baisent les mains et les vêtements du marabout, comme s'il venait d'accomplir une œuvre grande et sainte ou un fait remarquable et vertueux. »

Laugier de Tassy, qui écrivait en 1725, nous rapporte des faits identiques :

« La sodomie, dit-il, est fort en usage parmi les Turcs d'Alger ; les deys, les beys et les principaux en donnent l'exemple, surtout depuis qu'ils ont reconnu par l'expérience de leurs prédécesseurs que leurs femmes ou leurs maîtresses causaient le plus souvent leur perte. Ils ont à présent, à leur place, de jeunes et beaux esclaves; et il ajoute que les jeunes esclaves sont tous sujets à pareille tentation. »

Ces honteuses habitudes n'ont pas lieu seulement à Alger, mais encore à Rome, à Naples, à Malte, à Smyrne, à Trieste, et dans tous les pays méridionaux; les auteurs disent même que cela existe en Chine.

De Guignes (1) raconte que « la loi permet, en Chine, d'avoir des concubines, mais seulement à l'Empereur, aux grands et aux Mandarins. Les enfants sont légitimés; mais dans la succession au trône, les fils de l'Impératrice sont préférés.

« Les autres Chinois ont aussi, par tolérance, des concubines. Si les Chinois se bornaient à ces femmes de second ordre, ils ne seraient pas blâmables, puisque l'usage les autorise; mais ils ont, en outre, des jeunes gens de dix à douze ans et au delà, et l'on voit peu de gens aisés ou de Mandarins qui n'en aient à leur suite. On ne peut se tromper sur l'usage qu'ils en font; les Chinois

(1) *Voyage à Pékin*, 1808.

s'en vantent hautement et parlent de ce goût horrible comme d'une chose ordinaire et adoptée généralement chez eux. Ces jeunes gens portent habituellement une seule boucle d'oreilles. »

Le dernier dey d'Alger avait ses mignons; presque tous ses beys et un grand nombre de ses officiers imitaient son exemple. Un an après notre arrivée en Afrique (1831), cet usage honteux existait encore. Ceux de nos soldats qui étaient doués d'une jolie figure eurent à repousser les propositions dégoûtantes des Algériens.

Quelques peuplades du Sahara algérien ont encore conservé ces honteuses habitudes. A Ouargla (1) par exemple, les mœurs de la population entière sont fort dissolues. Non-seulement on retrouve près des murs de la ville et sous la tente ces espèces de lupanars qui se recrutent des belles filles du désert; mais on y trouve des mignons qui font métier et marchandise de leurs débauches. Ce sont de très-jeunes gens qui vivent à la manière des femmes, se teignent comme elles les cheveux, les ongles, les sourcils; ils sont, il est vrai, généralement méprisés et relégués dans

(1) *Le Sahara Algérien*, par le lieutenant-colonel Daumas, 1845. Un vol. in-8°, p. 78.

la classe des filles publiques, mais ils vivent, ce qui prouve que leurs compatriotes, avec leurs dédains affectés, sont, en secret, plus qu'indulgents.

A certaines époques de l'année, Ouargla a d'ailleurs ses saturnales, son carnaval avec ses débauches, ses mascarades et son laisser-aller nocturne.

Mais ce qui prouve bien le relâchement général des mœurs de ce pays, c'est que la femme adultère qui, d'après la loi musulmane, doit être battue de lanières et lapidée, est beaucoup moins sévèrement punie à Ouargla que dans les autres parties du territoire arabe. Elle y est seulement répudiée et châtiée par son mari.

Le goût prononcé des Arabes pour cet acte bestial est toujours le même; ce sont des faits notoires et des plus connus à Alger. Il paraît même que les Français y sont assez enclins.

Une mulâtresse, nommée Zohra, racontait devant moi, au dispensaire, qu'un soir, vers minuit, un coup frappé à sa porte l'avait réveillée; qu'elle s'était levée et avait introduit dans sa chambre un individu très-bien mis, accompagné, à son grand étonnement, d'un jeune Maure. Interrogé par elle, le visiteur s'expliqua et accompagna sa réponse de deux pièces de cinq francs qui levèrent les scrupules de Zohra. Il en résulta un double et monstrueux accouplement accompli simultanément.

Dernièrement la Cour d'appel d'Alger eut à juger une affaire des plus scandaleuses, celle de la rue des Marseillais. La chose était organisée en grand. Des enfants allaient, le soir, sous les arcades de la rue Bab-el-Oued, recruter des amateurs qui, une fois amenés dans le repaire, étaient, bon gré mal gré, forcés de s'exécuter.

Il paraît que des objets très-compromettants pour leurs propriétaires ont été saisis dans cette maison pendant le cours de l'instruction.

Un des spectacles les plus pénibles pour l'observateur, c'est surtout le scandale de cette dépravation anticipée de la jeunesse et de l'enfance. A Alger, ce ne sont pas seulement des femmes qui exercent le honteux métier de la prostitution ; à chaque pas, sur la place même du Gouvernement (promenade de la ville), et à chaque coin de rue, vous rencontrez des enfants, des petits garçons de dix et douze ans qui vous adressent les provocations les plus tenaces et vous font les propositions les plus obscènes.

Nous sommes fort porté, dit le docteur Jacquot, à attribuer ces rapprochements anormaux à ce que, en Orient, les femmes, presque toujours renfermées, ne sortent que voilées : les désirs des sens ne trouvant point d'aliment dans la vue de ces masses informes de draperies ambulantes, se trompent d'objets, et s'adressent à tout ce qui présente, sans voile, des formes arrondies et une peau délicate. C'est la séquestration trop absolue des femmes qu'il faut en accuser. Plus les passions sont vives dans ces climats, et plus on a gêné les femmes; c'est pour les garder qu'on a mutilé des hommes, qu'enfin on a inventé des eunuques.

On doit peut-être chercher la cause d'une pareille dépravation, qui pervertit et dégrade l'instinct naturel du sexe masculin, dans le mépris qu'inspire aux Maures et aux autres peuples orientaux la faiblesse d'un sexe qui, leur accordant ses faveurs sans leur opposer assez de résistance, doit nécessairement, par cette soumission passive à leurs moindres velléités, loin d'exciter et d'aiguillonner leurs désirs, leur inspirer bientôt la satiété et le dégoût.

A ces causes sont probablement venues s'en

joindre d'autres et peut-être une bizarrerie insatiable qui pousse l'homme oisif à chercher des jouissances moins communes et plus étranges, soit enfin un raffinement illimité de volupté plus facile à caractériser qu'à comprendre et à expliquer.

Il faut peut-être avouer aussi que les Arabes se laissent tenter par la beauté vraiment remarquable de presque tous ces jeunes garçons. Ces belles têtes se montrent à nu par les rues, dans les bazars et les promenades publiques, tandis qu'on ne voit à côté d'eux que des femmes dont les yeux seuls sont apparents.

Il y a donc là deux sortes de prostitutions, l'une femelle et l'autre mâle; mais les documents administratifs, les arrêtés, ne parlent que de la prostitution des femmes, et cependant ne faudrait-il pas réprimer cet infâme métier qu'exerce l'enfance sous les yeux de l'administration et avec sa tolérance? Rien ne serait plus facile, car les indigènes ont une extrême pudeur; jamais chez eux ne s'offrira à vos regards le spectacle indécent que vous rencontrez dans nos villes, au coin de chaque borne.

J'ai été heureux de voir confirmer par M. Pellissier cette observation que j'avais faite pendant mon séjour en Afrique ; voici ce que dit cet officier (1) :

« Les Arabes ne manquent ni de délicatesse ni de décence dans leurs amours. Le cynisme, cet enfant grossier et malsain des peuples caducs, est mal reçu parmi eux : ils rougissent souvent, comme de jeunes filles, à des conversations trop communes parmi nous, et dans lesquelles ils ne s'engagent jamais qu'avec répugnance. »

Il y a pourtant dans leurs mœurs, à cet égard, une étrange contradiction. Pendant le Rhamadhan (2), qui dure un mois, ils se livrent à la dévotion la plus rigoureuse, et, par une singulière dérogation à leurs habitudes, ils recherchent un spectacle d'une impudeur grossière.

Ce spectacle est une espèce d'ombres chinoises qui représentent les scènes les plus impudiques, et cela aux regards des enfants, des jeunes gens et des vieillards, qui tous accourent en foule à

(1) *Annales algériennes*, t. I, p. 299.

(2) Le mois du Rhamadhan ou Ramadam est le neuvième de l'année musulmane, et la religion l'a consacré au jeûne, parce que c'est pendant ce mois que le Koran est descendu du ciel. Cet événement eut lieu, suivant l'opinion la plus générale, dans la vingt-septième nuit.

cet étrange plaisir, et battent des mains ou éclatent de rire aux épisodes les plus burlesques de cette indécente fantasmagorie qui s'appelle *Garagousse*.

Le scandale que le polichinelle arabe nommé Garagousse donnait chaque année pendant le mois du Rhamadhan a cessé en 1843 à Alger, pour ne plus se reproduire. M. le Gouverneur général a fait procéder à la saisie des acteurs et à la fermeture du théâtre.

Cette suppression ne fut cependant pas généralement mise à exécution, car ce spectacle avait encore lieu en 1847 à Mostaganem.

Voici l'origine de ces ombres chinoises : Le célèbre polygraphe Soyouthi a composé, en 899 de l'hégire, un ouvrage intitulé : *Ketab el fachouche fi ahhkam Caracoûche*. C'est un livre de facéties sur Bohha-el-Din, vizir et gouverneur du Grand Caire sous Salahh-el-Din.

Ce personnage, ayant été obligé, pour la construction d'une citadelle et l'érection de l'enceinte fortifiée, de démolir des mosquées, des tombeaux, et de procéder à l'expropriation de beaucoup de maisons et de jardins, devint odieux aux individus dont les intérêts se trouvaient lésés; ceux-ci s'en vengèrent en lui donnant un surnom que les Turcs, plus tard, ont traduit par les mots *Kara-Kouche* ou *oiseau noir*, en lui prêtant toutes sortes de simplicités et d'actions ridicules.

Aujourd'hui encore, après plusieurs siècles, les habitants du Caire viennent assister, sur la place Roumelîah, aux lazzis de ce grotesque dont la célébrité est égale à celle du fameux pulcinello de Naples. Telle est l'origine du nom de *Garagousse* donné par M. Marcel dans son *Histoire de l'Égypte*.

M. de Hammer (1) admet une autre version.

Selon lui, ce fut sous Hadji-Aiwaz, vizir de Mourad II, que s'introduisit dans des jeux d'ombres chinoises, en usage parmi les Turcs, le rôle d'un personnage débitant avec emphase des vers persans et arabes, sorte de niais savant qu'on appela *philosophe comique*. « Les autres acteurs, dit-il, qui figuraient dans ces jeux étaient le *Karaguez*, le *Kardjudjé*, le *Loblod* et le *Hopa-Tchelebi*. Les trois premiers rappellent Polichinelle, Pierrot et Arlequin de nos farces populaires ; le dernier est une espèce de dandy amusant, dont le nom ainsi que le jeu vient d'origine chinoise. Le

(1) *Histoire de l'Empire ottoman.*

Karaguez était connu des Byzantins sous le nom de *Karakos*.

Puckler-Musskau rapporte l'anecdote suivante (1) :

« Pendant une des nuits du Rhamazan, qui sont des nuits de débauche pour les Musulmans, nous eûmes l'idée de courir les rues d'Alger avec un jeune Français pour faire une excursion de découvertes dans les lieux publics et secrets de la ville. Nous fûmes accostés par deux entremetteurs dont l'un était un jeune homme de dix-sept ans, beau, mais couvert de guenilles, et l'autre un joli enfant de douze ans, enveloppé dans un manteau brun à capuchon. Ils nous conduisirent par une longue rue semblable à un entonnoir, dans laquelle régnait une obscurité profonde, et où il fallut plusieurs fois monter et descendre des escaliers. Tout à coup nous nous trouvâmes sur une terrasse éclairée comme en plein jour par la lune, et d'où nous distinguâmes la mer et la ville pâle comme un fantôme. Nous nous perdîmes, après cela, de nouveau, dans les ténèbres égyptiennes ; puis, après avoir monté encore quelques mar-

(1) *Chronique, Lettres et Journal de voyage.* Afrique, t. Ier, p. 94 ; 1835.

ches, nous nous trouvâmes dans une salle fort propre, garnie de tapis. Là étaient assises, immobiles comme autant d'idoles, les jambes passées sous elles, trois jeunes filles vêtues en robes de couleurs différentes, riches à la vérité, mais toutes plus ou moins sales, d'après nos idées européennes. Ces femmes étaient en outre couvertes de chaînes d'or et d'argent, de pièces de monnaie, etc. Elles portaient des espèces de dolmans de hussards à ganses d'or et à manches courtes et ouvertes, de la mousseline claire sur la poitrine et des caleçons de la même étoffe, qui ne descendaient que jusqu'aux mollets; enfin leurs bras et leurs jambes étaient ornés de grands anneaux, et leurs oreilles de longs pendants. Leur coiffure était un châle en turban. Deux d'entre elles fumaient des *houkah*, et la troisième un cigare, avec toutes les grâces d'un petit-maître parisien; elles ne nous saluèrent pas à notre entrée et ne parurent faire aucune attention à nous. Dans un des coins de la chambre se tenait, appuyé contre le mur, un pauvre fou, enveloppé dans une couverture de laine et le visage pâle comme la mort. Deux bancs près de la porte étaient vides. Fatigués de notre longue promenade, nous nous assîmes sur un de ces bancs, et nos jeunes guides se placèrent sur l'autre, après quoi nous eûmes le temps d'examiner plus en détail les trois parques qui continuaient à fumer en silence en face de nous. Elles étaient toutes trois jolies, mais de physionomies différentes et ne se ressemblant guère que par l'éclat métallique de leurs yeux, la blancheur éblouissante de leurs dents, la teinte rouge de leurs ongles et le noir d'ébène de leurs sourcils que, du reste, un coup de pinceau avait réunis en un, ce qui ajoutait un nouveau lustre à leurs yeux.

» Celle qui était assise à notre droite pouvait avoir dix-huit ans; c'était une beauté orientale, c'est-à-dire fort chargée d'embonpoint et pourtant bien proportionnée. Son air était aussi apathique que bourru, et, malgré la régularité de ses traits, elle avait une physionomie commune et sans caractère. La seconde, qui n'avait certainement pas plus de quinze ans, présentait le vrai modèle de la virginité dans le style grec le plus sévère, et sa poitrine était dessinée d'après toutes les règles de l'art. Du reste, elle était froide comme la glace, sérieuse et mélancolique. La troisième, au nez retroussé, aux lèvres arrondies, à la gorge pleine, à la mine éveillée et gaie, ressemblait absolument aux femmes du midi de la France. Elle était la seule des trois qui, tout en gardant le silence, nous souriait de temps en temps, et qui, cédant enfin au besoin de se moquer de nous, adressa à la grosse quelques observations, sans doute fort piquantes, mais auxquelles celle-ci ne répondit que par des bouffées de tabac.

» Après que la petite eut essayé de faire rire ses compagnes ou de les mettre de meilleure humeur, tandis que ses remarques semblaient au contraire rendre la grosse plus maussade encore, elle se tourna vers nous et nous demanda en un français mêlé de mots italiens, si nous étions des chefs militaires. Ce fut ainsi que commença enfin la conversation, pour laquelle nous fûmes obligés d'employer nos interprètes. A notre prière, cette jeune fille se leva et ne fit plus tard aucune difficulté d'exposer, comme au marché aux esclaves, ses charmes les plus secrets.

» Lui ayant exprimé mon étonnement de ce qu'elle aimait à défigurer ses pieds et ses mains qui étaient si jolis, en leur donnant une couleur qui ressemblait à celle du vieux bois d'acajou, elle répondit que cela dépendait des goûts, que nos ongles d'un blanc rosé lui paraissaient aussi laids qu'à nous les bruns, et que les Francs ne savaient pas du tout ce que c'était que la vraie beauté.

» Comme nous ne trouvions pas grand'chose à répondre à cette observation, elle se mit à chanter d'une voix agréable une chanson française plus qu'érotique; mais ne sachant bien que les deux premiers vers, elle les répéta plusieurs fois de suite, ce qui faisait un effet des plus bizarres. Autant cette belle se montrait accueillante, autant celle du milieu était prude; elle nous fit l'effet d'une prêtresse de Vesta bien plutôt que de Vénus. Nous eûmes la plus grande peine à obtenir qu'elle se levât, et elle ne nous permit qu'à regret d'admirer pendant quelques secondes sa taille élancée, tandis que la grosse, piquée sans doute que nous ne faisions aucune attention à elle, se mit à nous dire des injures. Nous ne fîmes point attention à ses paroles outrageantes, et nous continuâmes pendant quelque temps encore à plaisanter avec la petite qui, à la fin, retirant son cigare de sa bouche, nous regarda fixement dans les yeux et nous demanda si nous comptions continuer ainsi longtemps. Le jeune Français ayant répondu avec la vivacité de son âge, elle se mit en colère.

» Nous jetâmes donc à ces demoiselles quelques piastres espagnoles, somme considérable à leurs yeux, et nos deux *ruffiani*, auxquels nous donnâmes aussi congé, reçurent chacun 20 sous dont ils furent très-contents. »

TABLEAU DES FILLES PUBLIQUES D'ALGER.

ANNÉES.	NOMBRE des filles.	OBSERVATIONS.
1830	»	
1831	»	
1832	»	
1833	175	Dont 2 Juives seulement.
1834	»	
1835	»	
1836	»	
1837	448	
1838	320	Dans la conviction du maire d'Alger, ce chiffre ne représente pas celui des femmes qui se livrent à la prostitution. (Procès-verbal de la séance du 27 août 1838.) D'autres documents portent ce chiffre à 375.
1839	413	
1840	350 à 340	Le tableau des établissements français, en Algérie, pour 1840, donne 446. (Procès-verbal de la séance du 11 avril 1842.)
1841	512	
1842	510	
1843	»	
1844	»	
1845	»	
1846	»	
1847	442	Moyenne des tableaux mensuels du dispensaire. 618
1848	387	Id. — 431
1849	395	Id. — 557
1850	479	Id. — 309
1851	342	Id. pour les 7 premiers mois.

Quelque incomplets que soient les matériaux qui nous ont servi pour établir le tableau des filles publiques jusqu'en 1847, nous avons cru devoir le donner ici ; mais l'on peut compter sur l'exactitude des chiffres des années 1847, 1848, 1849, 1850 et 1851. M. Mouzeler, économe actuel du dispensaire d'Alger, a eu l'obligeance de nous en faire faire le relevé.

Les années 1837, 1841, 1842, 1847 et 1850 sont celles où il y a eu le plus d'inscriptions de filles publiques. Nous avons les tableaux exacts du dispensaire pendant cinq ans ; nous croyons utile de les transcrire ici :

MOIS.	1847.	1848.	1849.	1850.	1851.
Janvier	»	343	291	403	267
Février	385	349	311	409	300
Mars	379	366	327	428	315
Avril	403	374	346	448	336
Mai	427	395	306	466	362
Juin	432	415	382	493	390
Juillet	454	419	401	508	422
Août	451	415	422	515	»
Septembre	456	404	433	532	»
Octobre	470	396	445	549	»
Novembre	476	387	455	546	»
Décembre	481	379	463	553	»

RAPPORT DES FILLES PUBLIQUES D'ALGER AVEC LA POPULATION.

Les tableaux des filles publiques et ceux qui concernent la population depuis la conquête sont, malgré nos soins, trop irréguliers pour que nous ayons cru devoir faire un tableau proportionnel qui présentât quelque intérêt. Nous avons donc cru devoir nous borner à faire ces tableaux aussi complets que le permettent les documents de l'Administration.

On sait qu'au dix-huitième siècle la population d'Alger était de 75,000 âmes; cependant par des causes que nous ignorons, cette population a sensiblement diminué, car en 1830 elle n'était plus que de 30,000.

Les chiffres du tableau suivant doivent être nécessairement augmentés du chiffre de l'armée. Mais les besoins du service, les expéditions en Algérie, ont tellement fait varier cette population mobile, que les renseignements recueillis même auprès des officiers généraux de l'armée d'Afrique, n'ont rien pu nous apprendre de très-positif à ce sujet; cependant ils se sont tous accordés à porter ce chiffre, en moyenne, de 12 à 15,000 hommes dans l'origine de l'occupation. Depuis que notre pouvoir s'est affermi, on a pu sans danger diminuer cet effectif, et aujourd'hui il y a à peine un régiment à Alger.

Il nous a fallu cependant fixer approximativement ce chiffre militaire, car on sait que le nombre des filles publiques s'accroît en raison du nombre des soldats qui les entourent.

TABLEAU DE LA POPULATION D'ALGER DEPUIS 1830.

ANNÉES.	FRANÇAIS.	ANGLAIS et Anglo-Maltais.	ESPAGNOLS et Portugais.	ITALIENS.	ALLEMANDS, Suisses et Belges.	GRECS ET RUSSES.	TOTAL de la population européenne	MUSULMANS.	ISRAÉLITES.	TOTAL.	KABYLES, NÈGRES, etc.	TOTAL GÉNÉRAL.	OBSERVATIONS.
1830	»	»	»	»	»	»	602	»	»	»	»	»	La composition générale d'Alger n'a pas été, avant 1833, distinguée par nations.
1831	»	»	»	»	»	»	3,228	»	»	»	»	»	
1832	»	»	»	»	»	»	5,300	9,000	8,000	17,000	1,700	24,000	
1833	2,731	689	981	671	644	»	5,716	11,850	5,949	17,799	1,874	25,389	Balbi ne donne que le chiffre de 23,753.
1834	3,185	649	1,164	747	628	»	»	»	»	»	»	6,373	
1835	3,205	719	1,418	713	594	»	»	»	»	»	»	6,649	
1836	3,625	857	3,255	740	617	»	»	»	»	»	»	9,094	
1837	4,262	935	3,346	731	550	»	»	»	»	»	»	9.824	
1838	5,392	971	4,311	750	584	»	12,008	12,322	6,065	18,387	4,487	34,882	
1839	6,861	1,115	4,735	932	791	»	14,434	12,322	6,065	18,387	5,243	38,064	
1840	7,459	956	5,070	1,029	931	»	15.445	16,727	6,160	22,887	»	38,332	
1841	9,758	1,621	7,003	1,373	1,027	»	20,982	13,149	6,088	19,237	»	40,219	
1842	12,287	2,085	8,645	2,502	1,235	»	26,754	13,149	6 088	19,237	»	45,991	
1843	15,260	1,865	8,164	1,931	1,134	69	26,423	19,238	5,758	24,996	»	51,419	
1844	20,676	3,085	11,004	3,243	2,124	228	40,360	19,238	5,758	24,996	»	65,356	
1845	24,728	4,066	14,847	3,115	3,920	343	51,293	19,238	5,758	24,996	»	76,289	
1846	31,966	5,187	20,588	4,088	6,452	493 divers	68,734	17,858	5,758	23,616	1,380	95,110	
1847	21,276	2,176	14,160	2,425	1,469	697	»	»	»	»	»	42,113	
1848	16,200	2,526	14,543	2,180	1,317	806	»	»	»	»	»	37,572	
1849	»	»	»	»	»	»	»	»	»	»	»	»	
1850	»	»	»	»	»	»	29,392	»	»	24,649	»	54,041	

Aucun document officiel ne donne le chiffre de la population militaire de la ville d'Alger ; on comprend, du reste, combien il devait être mobile et variable.

On remarquera qu'il faudrait, pour avoir un chiffre exact, ajouter aux années 1834, 1835, 1836, 1837, 1847, 1848 et 1849 la population indigène, de laquelle les documents administratifs ne parlent pas.

La population d'Alger est composée d'éléments si divers, que nous devons trouver des filles de toutes les nations dans celles inscrites au dispensaire.

Nous avons bien les tableaux mensuels de 1840 et des cinq dernières années, mais le cadre restreint de ce travail ne nous permet pas de les donner en entier.

Nous choisirons donc le mois dont le chiffre se rapprochera le plus de la moyenne de l'année.

TABLEAU DE LA NATIONALITÉ DES FILLES PUBLIQUES D'ALGER.

ANNÉES.	MOIS.	FRANÇAISES.	ESPAGNOLES.	MAHONNAISES.	ITALIENNES.	ALLEMANDES.	ANGLO-ESPAGNOLES.	HOLLANDAISES.	INDIGÈNES				TOTAL.	MOYENNE de l'année.
									ARABES et Mauresques.	JUIVES.	MULATRESSES.	NEGRESSES.		
1838	»	31	52	»	8	3	»	»	254	27	»	»	»	375
1839	»	34	59	»	4	2	2	»	257	38	»	17	»	413
1840	»	44	74	»	4	7	4	2	254	37	6	14	446	»
1841	»	51	78	»	6	8	4	2	299	43	7	12	»	512
1842	»	70	78	»	6	7	4	2	282	38	8	15	»	510
1847	Août.	107	58	14	6	11	4	»	203	26	6	16	451	441
1848	Nov..	78	49	10	5	10	3	»	181	28	7	16	387	387
1849	Juill..	82	60	8	2	17	3	»	183	22	7	17	401	395
1850	Juin.	113	57	8	2	20	2	»	248	19	7	17	493	479
1851	Avril.	81	37	4	5	9	2	»	170	12	3	13	336	342

Dans tous ces tableaux nous voyons les filles arabes ou mauresques l'emporter par le nombre, et les filles juives être certainement beaucoup moins nombreuses par rapport à la population, à leur degré de misère et de moralité ; mais elles sont Juives, et les Musulmans les tiennent en trop profond mépris pour les fréquenter.

Nous aurons occasion de faire ressortir cette antipathie lorsque nous parlerons de la superstition des filles mauresques.

C'est parmi les Juives, qu'à Alger et à Oran nos soldats ont eu le plus de maîtresses. Quoiqu'elles aimassent beaucoup les Français, à moins qu'elles ne fussent tout à fait filles publiques, elles ne cédaient pas sans résistance. Il fallait leur faire la cour, leur dire et quelquefois leur prouver qu'on les aimait.

A Alger comme à Constantine, ce sont surtout les femmes du pays qui desservent la prostitution.

On n'a pas de données sur la position sociale des familles des prostituées européennes.

Les prostituées indigènes tiennent toutes à des familles pauvres qui vivent du commerce de leurs filles.

La misère produit presque partout le même effet, car on sait que dans presque toutes les villes d'Égypte, les fellahs fournissent la plus grande partie des filles publiques.

Les Mauresques habitantes des villes se trouvent constamment en majorité ; ainsi, chez les Musulmans comme chez les Européens, les villes fournissent beaucoup plus d'aliments à la débauche que le peuple des campagnes.

La rapacité du peuple juif livrerait probablement bien des filles à la prostitution, si la terrible scène du mouchoir ensanglanté qu'on doit montrer à tout le voisinage le lendemain de la première nuit nuptiale, n'était toujours présente à la mémoire de la jeunesse qui a des velléités amoureuses.

Les femmes mariées, délivrées de cette terrible nécessité, s'abandonnent assez volontiers à un amant ; mais le grand-rabbin est un vigilant cerbère.

Nous trouvons dans l'ouvrage de Clot-Bey (1) la description de cette pratique usitée chez les Juifs. C'est en présence des mères et de quelques personnes de la famille qu'a lieu cette opération barbare.

(1) *Aperçu général sur l'Égypte*, 1840, in-8°, t. II, p. 44.

Le mari déflore l'épousée avec le doigt indicateur de la main droite enveloppé d'un morceau de mousseline blanche. Cette opération se fait avec une brutale violence. Le mouchoir teint du sang de la jeune victime est présenté aux parents, qui la félicitent de sa chasteté et témoignent hautement leur joie. Cette preuve sanglante de la pureté de l'épouse est présentée ensuite aux invités de la noce, et le lendemain, la mère, la sœur et une parente de la mariée vont la montrer dans le quartier.

Le mariage mahométan offre quelques différences que nous ne croyons pas inutile de signaler.

Quand l'époux est d'accord avec les parents de l'épouse, il lui envoie de certains mets, et quelques jours avant les noces, on fait bonne chère et on danse à la mauresque. Le soir des noces, l'époux amène chez lui l'épouse couverte d'un voile, au son des tambours et des flûtes ; ils s'enferment tous deux dans une chambre, et les femmes qui accompagnent restent dehors, attendant qu'on leur donne la chemise ensanglantée de la nouvelle mariée ; elles la portent ensuite en triomphe dans la ville comme un signe de sa virginité.

En général, les filles coptes et celles d'Égypte donnent très-difficilement leurs faveurs avant le mariage; mais elles les prodiguent après la célébration, dès qu'elles en ont fourni la preuve.

Chez les chrétiens comme chez les mahométans, il faut du sang; mais si ce sang est indispensable, il y a des matrones savantes et complaisantes dont la science est assez souvent réclamée par de jeunes épouses qui ont péché avant l'union matrimoniale. Quelle que soit l'habileté de l'homme et sa vigilance, il arrive que ces maîtresses femmes le trompent encore.

Le sang qui apparaît sur le tissu dont on se sert n'est pas toujours le sang d'une vierge; il coule d'un intestin de pigeon que, peu d'instants avant l'arrivée du mari, une matrone a offert secrètement à la femme.

On pourrait croire, en lisant les lignes écrites par Clot-Bey, que les filles musulmanes sont toutes sages, au moins jusqu'au moment du mariage; mais il n'en est rien, car les jeunes débauchées savent très-bien (si je puis le dire ainsi) tourner la difficulté.

Ont-elles un amant, ce qui n'est pas rare; elles lui permettent toutes espèces de privautés, moins le coït vaginal, et lorsque arrive le jour de la fameuse épreuve maritale, elles la subissent et en sortent triomphantes.

A Oran il y a trois quarts d'Espagnoles; les maîtresses de maisons sont de même origine, mais il y a peu de Françaises. L'établissement fréquenté par les officiers et par les autorités civiles n'en possède ordinairement aucune.

Les Françaises qui débarquent sur cette partie du sol africain deviennent presque toutes femmes entretenues, et, pour la plupart, vivent maritalement.

Il semble, du reste, que les gouvernements d'Orient cherchent à exciter à la débauche plutôt que de la réprimer. Nous avons déjà parlé des ombres chinoises algériennes; Hammon (1) nous cite d'autres usages qu'il a trouvés à Constantinople.

« Dans les jours de grandes réjouissances, le *phallus* et le *kteiss*, c'est-à-dire la représentation des signes distinctifs du mâle et de la femelle, ne sont plus portés en procession comme cela se pratiquait dans l'ancienne Égypte, mais on les

(1) *L'Égypte sous le gouvernement de Méhémet-Ali.*

expose à la vue du public. L'un et l'autre sont fixés contre les maisons au-dessus des portes. Les hommes, les femmes, les filles, les garçons les considèrent avec un plaisir infini. »

DU MÉZOUAR.

L'inscription qui constatait les noms et la nationalité des filles publiques était faite par le magistrat nommé *mézouar*, *mézuar*, *mizouard*. C'était l'intendant général de la police d'Alger.

C'était toujours un Maure qui occupait ce poste lucratif, mais des plus abhorrés, car ce Maure faisait aussi l'office de bourreau et était alors chargé de faire pendre, étrangler ou noyer les criminels des deux sexes.

A un degré plus élevé que la fille publique (kahba ou dourrïa), il y avait les femmes entretenues (msanat).

Quant aux premières, elles étaient sous la juridiction du mézouar, il en tenait la liste et percevait une redevance mensuelle (charama) qui était de 11 francs (2 douros d'Espagne) pour les plus jolies filles ou pour celles qui avaient beaucoup d'adorateurs, et de 5 francs 40 centimes (3 boudjoux) pour les autres.

Leur nombre total pouvait s'élever à 500 pour la ville d'Alger, et celles de la première classe ne figuraient pas pour plus de douze ou quinze dans ce chiffre. Le mézouar avait en outre la permission de faire, un certain nombre de fois par année, une sorte d'exhibition de ses administrées dans des bals publics dont tout le profit était pour lui.

Le mézouar achetait ces avantages au prix d'une redevance annuelle, et il versait dans les caisses de l'ancien gouvernement une somme dont la quotité a dû varier, puisqu'elle dépendait, à chaque renouvellement de la ferme passée au plus offrant, de la quantité de malheureuses soumises à sa taxe.

Quoique chaque Musulman pût avoir quatre femmes et autant de concubines que cela lui plaisait, les bénéfices du mézouar d'Alger étaient considérables. Dans les idées musulmanes, cette bizarre institution n'avait rien de choquant, et c'était souvent parmi les femmes inscrites sur le livre du mézouar que les Algériens allaient chercher leurs concubines, les esclaves blanches étant devenues d'une extrême rareté.

Cette magistrature étrange avait un singulier privilége : le prix de la ferme demeurant fixe, et la redevance exigible grossissant avec le nombre des assujetties, le mézouar avait intérêt à voir ce nombre s'accroître ; en conséquence, il recherchait et faisait rechercher par ses agents celles des femmes réputées honnêtes dont la conduite était suspecte, et s'il pouvait prouver devant le cadi qu'elles étaient tombées en faute, libres ou mariées, elles étaient, comme femmes perdues, inscrites sur le livre du mézouar et tenues de payer la taxe.

Il pouvait, pour arriver à cette preuve du flagrant délit, s'introduire même dans les maisons. Il avait pour cela un certain nombre d'agents constamment occupés à découvrir toutes les intrigues amoureuses, et quand ils étaient parvenus à en connaître quelques-unes, ils en prévenaient leur chef, qui allait lui-même à l'endroit du rendez-vous. Il cernait avec ses agents les maisons particulières et s'en faisait ouvrir les portes. S'y trouvait-il un amant ; quel que fût le rôle qu'il y jouât, le mézouar s'emparait de la femme comme se livrant à un commerce clandestin. Pour éviter l'inscription, elle devait donner une très-forte somme d'argent : c'était de cette manière que les choses s'arrangeaient la plupart du temps, et c'était surtout pour les rançonner que le mézouar faisait guetter les épouses infidèles, surtout celles des gens riches.

Du jour où ces femmes étaient inscrites sur le livre fatal, les liens du mariage se trouvaient rompus, et la fille était retranchée de la famille. Conséquence morale d'une institution immorale; peine dont la menace suppléait à la surveillance des époux et des pères et empêchait bien des écarts.

Quand l'adultère avait lieu avec un juif ou un chrétien, la femme était saisie, mise dans un sac et jetée à la mer; l'homme avait la tête tranchée, à moins qu'il ne pût racheter sa faute par une grosse somme d'argent.

Si, comme nous le dirons plus bas, nous devons signaler la fâcheuse influence de notre conquête sur les Maures et les Arabes, il faut bien reconnaître, par contre, que nous avons délivré l'Algérie de ces peines par trop rigoureuses.

Notre invasion a mis un terme à ces actes barbares; mais aussi la prostitution clandestine a pris ouvertement un développement extraordinaire.

C'était au mézouar que l'on s'adressait lorsque l'on voulait emmener une fille publique.

Un Maure lui faisait-il savoir celle qu'il désirait avoir le lendemain à telle heure et pour tel prix; le mézouar donnait ses ordres, et tout s'arrangeait au gré des parties.

Si le Maure ne connaissait aucune de ces femmes, il demandait la première venue; le prix qu'il donnait décidait de la beauté et de la qualité de l'objet. On convenait du prix pour la journée ou pour plusieurs jours, on payait d'avance et on pouvait emmener la belle pour la rendre à l'époque fixée. Quand elle manquait à ses engagements envers l'amateur qui l'avait louée, celui-ci allait s'en plaindre au mézouar, qui rendait l'argent payé d'avance et faisait mettre la rebelle en prison pour un temps plus ou moins long suivant la gravité de la faute.

Cependant, les filles publiques elles-mêmes ne pouvaient être louées qu'à des Musulmans; celles qui étaient surprises avec des juifs et des chrétiens subissaient le sort rigoureux des autres femmes coupables d'adultère.

On n'admettait pas les Juives comme filles publiques, non que cette nation avilie et corrompue n'eût pu en fournir beaucoup, mais parce que le profond mépris des Musulmans pour les Israélites leur faisait prendre en un invincible dégoût les filles d'Israël, malgré la beauté de leurs traits!

En 1833, on ne comptait que deux Juives inscrites.

CAUSES DE LA PROSTITUTION DES ÉTRANGÈRES.

Les causes générales, indiquées par Parent-Duchâtelet, sont les mêmes ici pour les filles publiques étrangères, qu'elles soient Françaises, Belges, Anglaises, Allemandes; mais parmi les filles françaises, qui se distinguent aussi par leur nombre, il y en a beaucoup qui étaient déjà cartées en France; d'autres, entraînées à la suite de notre armée, ont été abandonnées par leurs amants militaires, et pour échapper à la misère, elles ont pris le parti de se faire inscrire parmi les filles publiques. On connaît généralement l'influence des garnisons sur l'augmentation des filles publiques. Le même effet s'est produit non-seulement à Alger, mais dans toutes les villes de l'Algérie, à mesure que notre armée gagnait du terrain.

CAUSES DE LA PROSTITUTION DES INDIGÈNES.

Le grand nombre de filles mauresques a frappé notre attention, et nous a fait rechercher la cause de ce chiffre presque normal de la prostitution algérienne.

La misère, l'influence du climat, un relâchement extrême dans les mœurs, une répugnance instinctive de la femme pour les travaux manuels assez commune aux peuples du midi, le manque absolu de principes religieux, et la grande facilité accordée aux Maures de répudier leurs femmes, sont, à mon avis, les causes principales de cette prostitution indigène. On doit peut-être aussi attribuer le développement de la prostitution indigène à la *loi de continence* qui oblige tout Musulman qui en aura prononcé le serment, à ne pas cohabiter avec sa femme pendant toute la durée fixée par ce serment.

D'après la jurisprudence civile, ce serment est obligatoire même lorsqu'il est conditionnel, et il peut se prolonger pendant deux ans, comme dans l'allaitement dont la durée légale est de deux ans.

Nombre de familles à leur aise avant 1830 se sont vues peu à peu dépouillées de leurs biens, par suite d'une guerre longue et ruineuse; nombre d'industries indigènes ont dû nécessairement s'évanouir devant une civilisation conquérante : les exemples ne manquent pas. La conséquence en a été une gêne immédiate chez un peuple qui, tout en conservant ses goûts et ses besoins, ne possédait plus les mêmes ressources pour les satisfaire ; l'argent devint rare, les rentes ne se payèrent plus, les remboursements furent nuls. Telle Mauresque qui vivait avec sa fille du produit d'un *ana* (petite rente), fut obligée, lorsque cette dernière ressource vint à lui manquer, de transiger avec sa répugnance instinctive pour les chrétiens. C'est là l'histoire de ces marchés tacitement scandaleux où une mère vend sa fille pour un morceau de pain.

Telle était notre opinion sur une des causes principales de la prostitution des indigènes, basée sur l'étude historique de notre conquête, et nous l'avons retrouvée presque textuellement dans un ouvrage remarquable du capitaine Pellissier (1) : « Les propriétaires dépossédés reçurent en 1831, sous le gouvernement du général Berthezène, une indemnité équivalente à six mois de loyer de leurs biens.

» Depuis cette époque la masse de ces infortunées s'est prodigieusement accrue. Or, les indem-

(1) *Annales Algériennes*, 1836, t. I, p. 180.

nités qui leur sont dues s'élèvent dans ce moment à 120,000 fr. de rente. On conçoit toute la gêne qu'une pareille somme, enlevée annuellement à quelques familles peu aisées pour la plupart, a dû y laisser, en échange, de misère et de désespoir. Cependant personne n'a voulu pénétrer le secret de tant de douleurs. De pauvres enfants tendent la main, au coin des rues, aux humiliants secours de l'aumône. De malheureuses filles destinées naguère à la chasteté du nœud conjugal sont livrées par la faim à la prostitution, et personne ne s'enquiert de la cause de ces misères. »

D'un autre côté l'impôt étant un revenu, le fisc, dont on connaît les entrailles et la moralité, a poussé à l'augmentation des recettes. Ce résultat ne pouvait s'obtenir qu'en précipitant dans le flot de la prostitution des filles ou des femmes qu'une faiblesse amoureuse avait écartées du sentier de la vertu. La faute pouvait n'être que passagère, le fisc la rendait définitive en prenant possession officielle, publique de la malheureuse, en la timbrant de son cachet.

Cette licence des Maures musulmans se retrouve dans tout l'Orient. Voici le tableau que nous en donne Hammon, qui a fait un livre très-curieux sur l'Égypte (1): « Les mères vendent leurs filles; celles-ci, quoique très-jeunes, sont les confidentes et les agents secrets de leurs mères. Les matrones en très-grand nombre y sont fort adroites ; elles pénètrent partout, fournissent aux femmes mariées les moyens de tromper leurs maris : le bain, une visite à une amie sont les prétextes ordinaires. Toutes les femmes s'entendent et se prêtent une mutuelle assistance. Des maris spéculent sur leurs femmes, le frère offre sa sœur, la mère donne à sa fille des leçons de libertinage et partage avec elle les caresses d'un homme ; mais le moteur utile, le mobile de ces actions, c'est l'intérêt. Peu de femmes se livrent par amour.

» Dans les villes, de très-jeunes filles mahométanes se mettent en service. Les habitants juifs, chrétiens ou autres peuvent en posséder, pourvu qu'ils aient chez eux une femme âgée, une esclave, ou qu'ils soient mariés. On s'adresse au *mokkadem*, c'est le répondant, celui qui s'occupe du placement des domestiques mâles et femelles. On lui désigne le nombre de filles que l'on

(1) *De l'Égypte sous Méhémet-Ali*, t. I, p. 313.

désire, l'âge, les qualités physiques, et à jour nommé on les conduit à votre maison.

» On peut avoir une jeune servante pour 20 piastres par mois (5 fr.), avec la faculté de la renvoyer à volonté. »

« Chez les nomades du désert j'ai observé, m'écrivait M. Berbrugger, le savant bibliothécaire d'Alger, dans une lettre du 30 avril 1852, que lorsqu'un chef de famille se trouve à court d'argent, il envoie sa femme ou sa fille faire une campagne de prostitution auprès d'une des villes du Sahara. Puis, la campagne terminée, la prostituée temporaire rentre en famille comme devant, et elle n'est pas plus mal vue pour cela. »

Quand on connaît la tolérance des mœurs des Musulmans en ce qui touche les relations sexuelles, la facilité extrême avec laquelle des époux se prennent et se quittent, et la singulière ressemblance qu'il y a chez eux entre le mariage et la prostitution, les faits que nous avons cités n'étonnent nullement.

Chez nous, une femme peut trouver à gagner sa vie dans certains travaux, peu productifs à la vérité, mais enfin qui lui procurent du pain. Il n'en est pas ainsi à Alger. Une Mauresque ne peut aller en journée, soit pour coudre, soit pour blanchir, soit pour faire un ménage. Il lui faudrait ôter son voile devant de nombreux témoins, et cela lui est défendu par sa religion. De plus, disons-le, le travail lui répugne ; aussi tous les soins du ménage sont abandonnés à des esclaves et à des mercenaires.

Les Mauresques plongées dès l'enfance dans la plus grande oisiveté ne rêvent qu'amour et toilette ; elles sont continuellement occupées de leur personne. Elles n'ont d'ailleurs aucun plaisir, aucunes distractions, aucun genre de récréation que nos femmes d'Europe peuvent se donner ; elles ne peuvent donc songer qu'à l'amour, c'est le seul mouvement de leur existence, la seule pâture qui soit permise à leurs facultés, à la surabondance de vie qui les tourmente dans leur retraite ; aussi concentrent-elles tout leur être sur ce point.

Ce que nous disons ici d'une manière générale s'applique du haut en bas de l'échelle sociale chez les Mauresques, et on les voit briser assez facilement les obstacles qui les gênent pour se livrer d'abord à la prostitution clandestine avec un amant, et finir par arriver assez promptement à la simple condition de fille publique.

La précocité de la puberté en Afrique est encore une des causes de la prostitution des indigènes. De douze à quinze ans une femme est nubile, et on peut établir la même proportion pour le sexe masculin.

En Égypte, les fellahs et les coptes épousent des filles de huit à neuf ans, chez lesquelles la menstruation ne s'est pas encore effectuée. Nous voyons le même effet se reproduire à la Mecque, et probablement sur d'autres points de l'Afrique. Les Arabes des deux sexes se marient fort jeunes, et il n'est pas rare d'y voir un jeune homme de quatorze à quinze ans épouser une jeune fille de huit à dix ans, ou au moins posséder déjà une esclave. Cet usage est déplorable, parce qu'il énerve promptement la jeunesse et fait dégénérer sa race ; mais c'est un usage adopté dans presque tout l'Orient, et les marchands d'esclaves le savent si bien, qu'ils tiennent à très-haut prix celles qui sont très-jeunes. Ainsi, au Caire, une jolie petite négresse de dix ans coûte de 600 à 800 piastres ; une Géorgienne de dix à quinze ans s'y vend 6,000 piastres. Ces prix extraordinaires surprendront moins lorsque l'on se rappellera que la Géorgie et la Circassie fournissent les concubines les plus recherchées.

Tel garçon qui, chez nous, est pur et d'esprit et de corps a souvent fait acte d'homme en Algérie. Ceci explique les vieillesses prématurées que l'on rencontre à Alger.

Les mariages dans un âge aussi tendre, les couches dans l'extrême jeunesse, l'usage immodéré des bains et la vie sédentaire se réunissent pour hâter la vieillesse des femmes, qui sont décrépites à trente ou quarante ans, quelquefois même avant. Des unions contractées à un âge aussi jeune produisent souvent des enfants rachitiques ou tout au moins mal constitués : ceci explique enfin les désordres graves qui ont lieu entre les membres d'une même famille. La manière dont se font les mariages est en rapport avec ces désordres. Une femme n'apporte d'autre dot que son corps. Le mari offre au père, soit en argent, soit en bestiaux, une valeur regardée comme payement de bonne venue, et s'engage à payer un dédit fixé en cas de répudiation demandée par lui. La femme n'apporte rien à la communauté.

Un Musulman prend une femme pour son plaisir, comme il achète une esclave au bazar; seulement les formes sont différentes. Il offre tant, la place dans sa famille lorsque le marché est conclu, s'en sert, et quand il en est las, il la répudie, paye la somme stipulée lors du mariage, et la renvoie pour en prendre une nouvelle.

N'est-il pas évident pour tous que ces femmes qui ont pu contracter ainsi des habitudes de luxe, de bien-être et d'oisiveté, sont alors presque forcées de demander à la prostitution les moyens de continuer cette vie qui pour elles renferme toutes les félicités qui les attendent en ce monde?

Il serait probablement très-intéressant de rechercher quels sont les rapports proportionnels qui existent entre le grand nombre des filles publiques indigènes et la nationalité de leurs visiteurs, et il en résulterait probablement ce résultat presque certain, que pour satisfaire leurs goûts pour la nouveauté, pour l'étrangeté, les Français surtout ont recherché et recherchent encore les indigènes, et que, d'un autre côté, les Arabes, non mariés, étrangers à la ville, comme les biskris, les kabyles, les mozabites, etc., ne visitent que les femmes indigènes, et surtout les Mauresques et les Arabes, à l'exclusion des juives et des chrétiennes.

Ce fait est patent, surtout à Blidah, où les filles indigènes ont une clientèle très-abondante, fournie par les bataillons de zouaves.

PROFESSIONS DES PROSTITUÉES.

Les registres du dispensaire ne sont pas régulièrement tenus depuis assez longtemps pour que les renseignements incomplets qu'ils donnent sur l'instruction et la profession des femmes publiques des autres nations puissent être utilisés. On sait cependant que les Françaises prostituées à Alger étaient, avant de prendre la carte, généralement dames de comptoir, couturières, lingères ou modistes.

Les indigènes n'ont jamais exercé de profession.

Il y a parmi les Mauresques certaines filles qui, dotées par la nature d'avantages physiques, s'engagent comme chanteuses. Ce sont ordinairement des Juifs qui les enrôlent à tant par mois et pour un temps fixé; cet acte a lieu par-devant notaire. La moyenne du prix est ordinairement de 100 francs par mois. On voit de ces filles dans quelques cafés maures. Une d'elles fut même engagée pour Paris et se fit voir, pendant quelque temps, dans un café des environs du Palais-Royal.

Il y a des pays où les prostituées exercent encore d'autres professions.

Macartney (1), dans son voyage, dit qu'à la Cochinchine les femmes des villes font fréquemment l'office d'agents et de courtiers pour les étrangers qui viennent y faire le commerce. Elles leur servent en même temps de concubines.

INFLUENCE DE NOTRE CONQUÊTE SUR LES MOEURS DES INDIGÈNES.

Il serait curieux d'étudier l'influence de notre conquête sur les mœurs des indigènes.

Je crois qu'elle a souvent produit des effets déplorables. Les jeunes gens surtout se sont adonnés au libertinage, à l'ivrognerie; méprisant les lois sacrées du *Coran*, qui défend à tout Mahométan l'usage du vin, ils ont perdu, pour les vieillards, ce respect profond si remarquable chez tous les Arabes.

(1) *Voyage en Chine*, t. II, p. 158.

Le respect d'un fils pour son père et en général de la jeunesse pour la vieillesse, puissant jadis, était, dans bien des occasions, un frein salutaire contre les mauvaises passions.

Un adolescent n'eût pas osé fumer devant son père. Il faut avouer que, sous ce rapport, un changement regrettable s'est introduit. Beaucoup d'indigènes boivent du vin, en dépit du Coran, s'attablent dans les cabarets et promènent ensuite leur ivresse dans les hauts quartiers.

Je me rappelle à ce sujet une petite scène scandaleuse dont j'ai été le témoin. Je me trouvais dans un café maure : non loin de moi était accroupi un vieillard qui causait avec d'autres indigènes. Tout à coup une bande de jeunes gens fait irruption dans le café. En tête se trouvait un jeune Maure en état complet d'ivresse. En apercevant le vieillard, ses amis voulurent, mais en vain, le faire rétrograder. Il échappe de leurs mains, reste dans le café et se met à danser, tout en chantant des paroles obscènes.

Ce voyant, le vieil indigène fixa sur lui un œil sévère; puis, se levant de sa natte, il ramena sur son épaule le pan de son burnous et sortit à pas lents.

Ce relâchement dans les mœurs se manifeste d'une manière plus grave dans l'intérieur des familles. Les enfants se permettent entre eux des privautés étranges. Ils se traitent réciproquement et traitent les personnes étrangères de *coued*, maq......, *ben Kaôba*, fils de p....., le tout accompagné de gestes équivoques, et cela en présence de leurs parents. Leurs mères ont peu ou point d'autorité sur eux. Souvent même elles sont les complices de leurs désordres. Frappez à cette porte suspecte, une femme âgée viendra vous ouvrir : ce sera, la plupart du temps, la mère ou la tante de la prostituée ; ce sera elle qui apportera le café au visiteur, qui tirera le rideau ou fermera la porte, qui reconduira l'étranger en attendant un nouveau *chaland*.

Ce scandale, qui a pu augmenter, ne doit cependant pas être attribué uniquement à la conquête ; car voici ce que dit le Dr Félix Jacquot (1) :

« Les indigènes mauresques, arabes, juives, fournissaient la presque totalité des prostituées dans l'origine de l'occupation. Des enfants de huit à douze ans vous accostaient en plein midi et

(1) *Gazette médicale*, 1847, p. 839.

vous débitaient le catalogue varié de la maison dont ils étaient les commissionnaires. Ils n'oubliaient pas d'y faire figurer des *petits garçons* dont ils nous vantaient les attraits. »

Les prostituées étaient jadis isolées, en rapport avec des hommes ardents, mais non libertins. L'arrivée de notre armée et l'arrêté du 11 août 1830 ont commencé à modifier cette situation. Les *lupanars* se sont organisés comme en France, et l'enseignement mutuel du vice s'est trouvé constitué sous nos auspices. Les prostituées indigènes ont appris et pratiqué ces raffinements de débauche des filles publiques étrangères avec lesquelles elles se sont trouvées en contact, soit dans les maisons de tolérance, soit au dispensaire, ou bien elles ont dû se prêter à tous les goûts dépravés que leur apportèrent nos jeunes soldats, il faut même le dire, nos jeunes officiers.

Au délire des sens, qui peut souiller le corps sans corrompre radicalement l'âme, est venu s'accoler ce libertinage des impuissants et des blasés qui renouvelle la métamorphose de Nabuchodonosor et détruit toute dignité humaine.

Le vin, le rhum et l'absinthe ont fait le reste.

Semblable à nos jeunes enfants qui retiennent

avec une si merveilleuse mémoire les mauvais mots qu'ils entendent, et pratiquent avec tant de facilité les mauvais exemples qui leur sont donnés, il semble que la population musulmane ne doit prendre aisément de notre civilisation que ce qu'elle a de vicieux et de désorganisateur. Elle se refuse avec obstination à retenir et surtout à appliquer ce que le Gouvernement, les Administrations, les Écoles publiques s'efforcent de lui inculquer encore plus pour son avantage que pour le nôtre.

Ce n'est qu'avec une grande persévérance qu'on amènera la jeune génération arabe à profiter des préceptes qu'on lui enseigne.

Si l'on est forcé d'avouer la fâcheuse influence de notre conquête sur les mœurs déjà bien relâchées des indigènes, on doit malheureusement avouer aussi que cette facilité excessive des mœurs arabes en pareille matière a un peu réagi sur les Européens, dont le niveau moral a sensiblement baissé sur ce point comme sur beaucoup d'autres.

INSTRUCTION DES FILLES D'ALGER.

Dans notre société, la pureté des femmes est en raison directe de leur instruction et de leur aisance; l'ignorance, la grossièreté habitent les *lupanars;* l'élégance, le talent, l'esprit qui charmaient les anciens auprès des courtisanes, sont l'apanage des salons.

L'instruction est nulle, à très-peu d'exceptions près, chez les Européennes, et entièrement nulle chez les indigènes.

Il n'y a d'ailleurs aucune distinction à établir, en ce qui concerne l'instruction entre une femme honnête indigène et une fille publique du pays. Elles sont, l'une et l'autre, plongées dans la plus crasse ignorance qu'on puisse s'imaginer, et la plupart de ces Arabes grossiers, et même des femmes, croient qu'elles ne sont faites que pour servir à la génération et aux plaisirs des hommes.

Lorsqu'elles sont ensemble, toute leur conversation roule ordinairement sur les plaisirs de Vénus, et sur les moyens de se réjouir de ce côté-là.

AGE DES FILLES MAURESQUES.

Les indigènes ignorent toutes leur âge, car jusqu'en 1838, on n'inscrivait ni les naissances ni les décès. Ces actes de l'état civil ne s'établissaient que par la notoriété publique; mais, à partir de 1838, les sages-femmes ont été tenues de faire les déclarations de naissance.

Si l'on interroge une fille mauresque sur son âge, elle vous répondra infailliblement : *J'étais née* ou *je n'étais pas née lorsque les Français sont venus.*

TEMPÉRAMENT DES FILLES INDIGÈNES.

Les filles mauresques, presque toutes habitantes des villes, sont d'un tempérament lymphatique. Les femmes arabes offrent des types d'un tempérament sanguin-bilieux plus encore que sanguin.

Les Mauresques sont généralement belles, quoique brunes; on en rencontre qui ont la peau assez blanche; mais la nature, pour cela, ne les a point exemptées de la teinte qu'elles doivent avoir dans le pays qu'elles habitent. Le blanc de l'œil paraît toujours un peu jaunâtre et décèle leur origine.

Elles ont la taille avantageuse et paraissent assez bien conformées.

Les Mauresques sont ordinairement froides, très-peu caressantes, à moins que quelques douros ne résonnent dans une poche, n'éveillent leur cupidité et ne changent ces statues en vrais serpents tentateurs.

Les Juives se laissent facilement débaucher. Fades, insipides, le cœur ne les guide point dans leur choix, et pour se livrer à un homme, elles ne consultent que leur avarice et leur orgueil.

RAPACITÉ DES FILLES MAURESQUES.

Défiantes envers les nouveaux visages, les filles mauresques exigent d'avance le payement de leurs complaisances. Elles sont, d'ailleurs, d'une rare rapacité. Gants, chaussettes, bas, foulards, tout leur est bon; elles savent admirablement fouiller les poches des visiteurs.

NOURRITURE DES FILLES PUBLIQUES MAURESQUES ET JUIVES.

La nourriture d'une fille mauresque est des plus simples.

Il en est qui ne se nourrissent que de figues de Barbarie et de couscoussou.

Le couscoussou est une pâte simplement composée de farine et d'eau, qu'on pêtrit de manière à la rendre assez dure ; on la divise ensuite en morceaux cylindriques gros comme le doigt, puis on la réduit en grains en amincissant successivement les morceaux et en les divisant fort adroitement avec les mains. On fait enfin durcir cette pâte ainsi divisée, en l'exposant sur des serviettes soit au soleil, soit seulement au grand air. Cette pâte ainsi préparée se conserve et sert pour faire cuire comme notre riz avec de la graisse, de la viande, etc.

Mais il paraît que le couscoussou se prépare encore d'une autre manière, car les Algériens font moudre du froment en le tamisant un peu gros, ils prennent la farine ainsi obtenue, qui est une espèce de gruau, en l'humectant de manière à la rendre demi-pâteuse. Ils mêlent ensuite un peu de cette pâte dans un grand plat de bronze, et tournent en frottant dessus pendant quelque temps avec la main pour obtenir un grain de la grosseur du millet, qu'ils font ensuite sécher au soleil, afin de le conserver pour l'usage journalier.

Les Juives mangent des galettes où il entre beaucoup de cumin. Elles y joignent toujours quelque chose, soit du poisson salé trempé dans l'huile, soit du fromage, des confitures, des figues de Barbarie. Elles sont surtout très-friandes de couscoussou, de viande de mouton frite dans l'huile et de pommes de terre. Il faut bien d'ailleurs que leur nourriture soit aussi frugale pour que ces femmes, dont le salaire varie depuis la pièce de 2 francs jusqu'à celle de 5 francs, trouvent là de quoi payer leur toilette, leurs loyers et les fortes redevances que la police exige d'elles.

GOURMANDISE ET GOUT POUR LES LIQUEURS FORTES.

« Il faut, dit Parent-Duchâtelet, mettre à la tête des défauts des prostituées, leur gourmandise et leur amour pour le vin et les liqueurs fortes. »

Ce qui est vrai pour les filles publiques de Paris, l'est encore à Alger pour les prostituées françaises, espagnoles, etc., mais l'est moins pour les indigènes. Ces dernières tiennent moins à la nourriture qu'au vin, aux liqueurs fortes, au café et au tabac.

Les Mauresques aiment assez les spiritueux, et l'on en voit qui, dans les bals publics, ingurgitent très-lestement, et cela à plusieurs fois dans la nuit, des verres ordinaires remplis, au tiers, d'eau-de-vie.

PLAISIRS DES FILLES MAURESQUES.

Une journée passée au restaurant Belcour, sur la route de Mustapha inférieur, *aux platanes*, est une grande partie de plaisir pour les Mauresques. On voit souvent, à la porte Bab-Azoun, une bande joyeuse, fournie par les deux sexes, noliser une carriole pour l'*hamma*. Pendant le trajet les femmes se penchent aux portières, lèvent les voiles qui couvrent leurs têtes, et chantent à plein gosier, tout en fumant de nombreuses cigarettes.

Si le départ est gai, qu'on juge du retour.

Quelquefois elles poussent de grands cris de joie ou ces retentissants *you, you, you,* dont les femmes animent les fêtes, en lançant leurs voix aiguës d'un seul coup et en se frappant légèrement la bouche par saccades précipitées.

Lorsqu'elles reviennent à la ville et qu'elles en approchent, elles remettent leurs voiles, dans la crainte du cadi, qui les ferait punir pour cette infraction à la loi musulmane.

DANSES DES FILLES MAURESQUES.

Les filles mauresques trouvent surtout un grand

plaisir dans les *Bita*, bals indigènes qui deviennent de plus en plus rares.

Semblables aux almées d'Orient, ce sont souvent de jeunes et jolies femmes à la fois artistes et courtisanes. Leurs vêtements serrent et dessinent davantage les formes que celui des autres femmes; leur gorge est découverte, leurs bras sont nus; il y a dans leur parure recherche des étoffes les plus précieuses, profusion de bijoux. Lorsqu'elles se présentent au milieu du cercle des spectateurs, elles commencent par faire quelques pas en agitant au-dessus et autour de leur tête leurs foulards et quelquefois de petites cymbales de cuivre qu'elles tiennent du pouce et du médius de chaque main et dont elles jouent avec expression. Elles se troussent ensuite en arrière, en avant, à droite et à gauche, comme feraient des bateleurs.

Ce prélude achevé, la danse commence. Alors leurs jambes demeurent immobiles de même que la partie supérieure de leur corps, excepté les bras qu'elles écartent, arrondissent, baissent ou élèvent suivant les phases diverses du sentiment qui paraît les animer.

Agitées par une trépidation incessante que tour

à tour elles accélèrent avec une audacieuse énergie ou ralentissent langoureusement, on remarque les mouvements des hanches et des reins assouplis à toutes les contorsions qui simulent, avec impudeur, les émotions physiques les plus sensuelles ; mais le comble du talent est de remuer les membres inférieurs avec une grande vivacité pendant que les parties supérieures du corps restent parfaitement tranquilles. Les figures de ces danses si étranges se composent de postures libidineuses, d'un certain nombre de pas divers, coordonnés de telle manière, que les danseurs, tout en ayant l'air de se fuir mutuellement, se rapprochent cependant insensiblement et finissent par se serrer de très-près, s'entrelacent et se permettent alors tous les excès du dévergondage le plus révoltant. Après que la danse est arrivée à son plus haut point de lasciveté, il y a des moments de repos pendant lesquels les danseuses viennent agacer les spectateurs. Elles s'assoient sur les genoux de celui qu'elles favorisent de leurs cajoleries, l'embrassent et prennent avec lui des licences dont on s'effaroucherait même dans le mystère.

Tout le temps que dure la danse, elle est accompagnée de sourires très-expressifs et d'attitudes qui ne le sont pas moins et correspondent avec les gestes amoureux et les mouvements du corps.

Enfin, lorsque cette danse est terminée, un Arabe s'approche, et tirant de son burnous différentes pièces de monnaie, les enduit de salive et les colle, qui sur le front, qui sur les joues, qui sur le menton de la danseuse, qui sur la gorge, etc. Cette dernière alors fait mine de se lever, et les pièces tombent dans un mouchoir étendu devant elle à cet effet.

J'ignore si cela existe en Afrique, mais en Orient il y a aussi de jeunes danseurs que l'on appelle *kowals* ou *cawales*, en arabe, dont la danse immorale est encore plus infâme ; c'est une parodie de celle des femmes dont ils prennent parfois le costume.

On voit quelquefois des Arabes pousser encore plus loin la générosité. Au lieu de menue monnaie, ils donnent des pièces de 5 francs. Seulement alors, ce n'est plus sur la figure qu'on les met. La femme étend le bras, et l'homme range 6 douros en chapelet depuis la saignée jusqu'à la main ; la femme retourne le bras, et les grosses pièces vont rejoindre les petites.

Telle est la destination que l'on voit donner à des sommes assez fortes; tel est l'emploi que font beaucoup d'indigènes des produits de plusieurs journées de travail.

Avant 1830 le dey d'Alger donnait souvent à ses mamelucks des fêtes brillantes auxquelles on invitait un grand nombre de belles filles et de danseuses de la ville. Quand on était content d'elles, on leur attachait de l'argent sur le front ou sur d'autres parties du corps; seulement au lieu de francs c'étaient des sequins, et pour remplacer la salive on les collait avec la précieuse essence de rose ou de jasmin.

Les dames du harem assistaient parfois à ce spectacle dans des loges grillées, et elles y prenaient généralement beaucoup de plaisir.

CHANT DES FILLES MAURESQUES.

Leur chant national est très-monotone, mais il y en a quelques-unes qui savent un peu de langue française et qui écorchent des chansons françaises. Elles affectionnent surtout la chanson de *Bonsoir, maître corbeau.*

VISITE CHEZ LES FILLES MAURESQUES.

Il ne faudrait pas croire que, à l'instar de ce

qui a lieu chez nous, le coït accompagne nécessairement une visite chez une Mauresque ; bien souvent on y prend le café en fumant et en causant, la Mauresque chante en s'accompagnant sur le *derbouka*. Le *derbouka* est un cylindre en terre cuite, évasé, ouvert à ses extrémités, et dont l'extrémité la plus large est couverte d'une peau de chèvre fortement tendue, sur laquelle on frappe en cadence avec les doigts. Ou bien, l'on joue avec des cartes espagnoles, les seules qu'elles connaissent, et la soirée se passe ainsi.

Dans les premiers temps de la conquête, les officiers, revêtus de leurs insignes, allaient par groupe, en plein jour, dans les maisons de prostitution ou chez les courtisanes éhontées, tout comme on va ensemble au café, au spectacle ou sur les places publiques. Des ordres supérieurs ont été donnés pour empêcher ce scandale public.

Encore aujourd'hui, beaucoup de jeunes Français se réunissent le soir, montent dans le haut de la ville et font jusqu'à cinq ou six de ces visites dans différentes maisons. Beaucoup ont appris l'arabe, grâce à ce moyen ; mais il faut pour cela être connu, car les Mauresques n'ouvrent pas indistinctement à tout le monde, surtout le soir ; on est forcé de décliner son nom de guerre à la porte. Quelquefois, pour reconnaître les visiteurs, elles prennent un grand morceau de papier, l'allument à leur lampe, puis le jettent par la fenêtre. Le papier enflammé vient brûler sur le pavé et éclaire ainsi les traits de l'importun. Quelquefois encore, déterminées à ne pas ouvrir, elles ne répondent aux sollicitations et aux coups dont résonne la porte, que par ces mots sacramentels : *And el nas*, il y a du monde.

PRÉPARATIONS APHRODISIAQUES EMPLOYÉES CHEZ LES ARABES.

Les prostituées indigènes, et sous ce nom nous comprenons toutes les prostituées africaines, les mauresques, les arabes, les mulâtresses, les négresses et les juives, sont souvent visitées par les indigènes.

Le commerce des femmes est peut-être la seule jouissance dont ils fassent abus. Sans être aussi ingénieux et aussi raffinés que les Persans, pour réveiller leurs désirs et se rendre aptes à les satisfaire, ils ont pourtant certaines préparations aromatiques et diffusibles qu'ils emploient à cet effet. Le poivre, et surtout le piment dont ils font un si grand usage, doivent contribuer à l'excitation vénérienne. On ne connaît pas la cantharide à Tlemcen; mais au Maroc, à Oran, à Alger, on utilise ses propriétés aphrodisiaques.

A Alger, on emploie beaucoup les semences de cardamome; aussi il est indubitable que les Arabes fréquentent, beaucoup plus que les autres habitants de l'Afrique, les maisons de prostitution. Quelquefois, ce sont les femmes elles-mêmes qui font prendre aux hommes ces stimulants énergiques. Laugier de Tassy nous cite un fait assez curieux; il nous apprend qu'en 1725 « les femmes, pour exciter leurs maris ou leurs » amants au plaisir de l'amour, leur faisaient » prendre de la poudre d'une racine appelée » *surnag*, laquelle a une vertu toute particulière » pour cela.

» Cette racine se trouve en plusieurs endroits » du mont Atlas, du côté de l'ouest. »

COSTUME.

Les courtisanes athéniennes devaient porter un

costume particulier. Athénée reproduit un passage de Philarcus qui, dans le 25me livre de ses Histoires, approuve une loi semblable qui existait chez les Syracusains : les bariolages de couleurs, les bandes de pourpre, les ornements d'or, composaient le costume obligé des hétaires syracusaines.

Dans des temps plus modernes, on a quelquefois cherché à donner un costume particulier aux filles publiques, ou au moins à les obliger de porter un signe distinctif. Sous le règne de saint Louis, en 1224, on fit de semblables règlements qui furent toujours éludés.

En 1347, Jeanne Ire, reine de Naples, ordonna à toutes les prostituées d'Avignon de porter l'aiguillette.

Toutes les ordonnances appuyées de punition très-sévères furent successivement abandonnées, parce qu'elles donnèrent des résultats déplorables et n'eurent pour effet que de favoriser la prostitution clandestine.

A Paris, on se contente donc d'exiger des femmes de cette classe une mise décente et en même temps salubre. Il faut qu'elles aient en tout temps les épaules ainsi que la tête couvertes, qu'elles ne se fassent pas remarquer du reste de la population et qu'elles attirent le moins possible les regards.

Le costume des prostituées étrangères à l'Algérie n'a rien de notable, rien qui puisse fixer l'attention d'une manière particulière.

Dans la rue, le costume des Mauresques est celui des femmes honnêtes, mais un Algérien les reconnaîtra pourtant bien vite : il se compose d'un large pantalon blanc qui descend jusqu'à la cheville, d'un immense voile blanc nommé *h'aïk*, qui prend au-dessus des sourcils et tombe en arrière jusqu'aux jarrets ; enfin, d'une bande d'étoffe légère qui, passant au-dessus du nez, ne laisse voir que les yeux. Quelques-unes ont des bas blancs et des souliers noirs, mais les plus pauvres vont pieds nus. On en remarque qui ont derrière le dos un large ruban noir ou rouge, qui passe sous le voile et descend jusqu'aux talons. Le voile, qui rigoureusement ne devrait laisser voir que la prunelle des yeux, est plus relevé, de telle sorte qu'elles montrent presque toujours les sourcils et la partie inférieure du front.

On les reconnaît encore à leur démarche plus

accentuée, et quelquefois à une innovation française qu'une honnête femme ne se permettrait jamais : c'est ainsi que j'en ai vu qui portaient des gants, un parapluie.

Le voile, cachant toute la figure d'une fille publique, a quelque chose d'extraordinaire pour un Européen ; la conservation de cet usage nous prouve combien est grande l'influence des coutumes nationales et des habitudes contractées dès l'enfance.

Le docteur Hasselquist, qui écrivait en 1749, fut aussi frappé de cette anomalie (1) :

« Les Égyptiens, dit-il, qui sont naturellement enclins à la débauche, aiment beaucoup les danseuses, parce qu'elles ont le secret d'exciter leurs désirs sensuels. Il est étonnant que, dans un pays où les femmes sont gardées à vue, le gouvernement permette à quelques-unes, non-seulement de se donner en spectacle au peuple, mais encore de paraître en public d'une manière indécente, et de l'amuser par des gestes et des manières qui choquent la pudeur et la bienséance. Ces danseuses avaient, suivant l'usage du pays, un voile

(1) *Voyage dans le Levant en* 1749, in-12, p. 88, année 1769.

qui était percé vis-à-vis des yeux et qui leur couvre tout le visage. Elles auraient honte de se laisser voir à visage découvert, mais elles ne se font aucun scrupule de montrer aux Européens des parties que la pudeur défend de nommer.

» Cependant, ajoute-il, une ordonnance de police récente leur défend de paraître dans les rues du Caire et d'Alexandrie. »

A la Mecque, où il y a un grand nombre de filles publiques; elles ne se montrent jamais à découvert dans les rues; elles habitent le quartier du Schab-Amer, où elles sont soumises à un impôt.

Le costume d'intérieur des Mauresques est des plus simples. Il se compose uniformément d'une espèce de chemise en mousseline légère et transparente, ouvrant sur le col, et tombant jusqu'aux reins, d'un pantalon très-large et à plis, en calicot de couleur, se serrant à la ceinture et descendant au genou.

Les filles mauresques riches ont un costume plus élégant. Il se compose : d'une petite chemise blanche, rose ou bleue, très-courte; d'un tissu fin et transparent et garni de longues manches larges, brodées; d'un large pantalon bleu rayé et

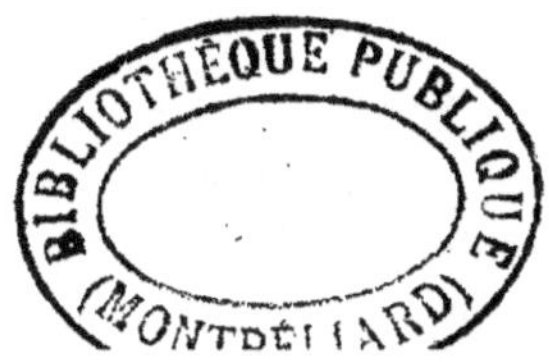

brodé d'or ou d'argent au bas des jambes; d'une petite veste bien pincée, fermée devant par deux ou trois boutons, mais laissant la gorge entièrement à découvert, tandis que des manches très-étroites et garnies d'une multitude de petits boutons cachent une partie des bras. Un cachemire entoure la taille. Elles portent des pantoufles de velours ou de maroquin, sans garnitures ni talons, et brodées en or ou en argent.

Elles ont cinq ou six trous percés autour du lobe de l'oreille, et y attachent de grands anneaux d'or ou d'argent.

Les oreilles, le cou, les poignets et les chevilles sont chargés de bijoux en or, garnis de perles et de pierreries; leurs doigts en sont couverts. Ce costume complet est plein d'élégance.

Les Mauresques portent généralement les cheveux très-longs, ou bien elles en font des tresses que l'on parfume, et qu'elles entrelacent de rubans ou d'ornements d'or et d'argent. Elles se coiffent ensuite d'un foulard qui enserre coquettement le derrière de la tête. Elles y ajoutent parfois des chapelets de fleurs de jasmin qui, en se mêlant à leur chevelure noire, produisent un très-joli effet.

Ce costume se modifie, en hiver, par l'adjonction d'un châle français ou d'une pièce de laine blanche, dans lesquels elles s'enroulent.

Comme la cheminée leur est chose inconnue, on les voit réunies alors autour d'un fourneau en terre, contenant quelques charbons sur lesquels tour à tour elles promènent leurs mains.

Le costume des filles arabes se compose d'une chemise, d'un pantalon et d'un *h'aïk*. Elles marchent pieds nus, elles portent des anneaux en cuivre aux poignets et au-dessus des chevilles.

J'en ai vu dont les oreilles étaient ornées de trois paires de boucles en corail, l'une au bas, l'autre au milieu, la dernière à l'extrémité. En outre, des colliers en pastille du sérail entouraient leur cou. Elles coupent leurs cheveux, mais elles en laissent parfois tomber, sous forme de papillotes, quelques mèches sur leurs tempes.

Le costume des Juives se compose d'une robe de laine noire ou bleue ou même de soie foncée, très-large et descendant jusqu'à terre. Sous cette robe, à manches courtes, elles ont une chemise blanche et un caleçon qui leur vient jusqu'aux genoux et qu'elles attachent au-dessus des hanches par le moyen d'une coulisse et d'un cordon.

Elles ne portent jamais de bas; elles ne marchent cependant pas pieds nus, leurs orteils sont à peine cachés dans de petites sandales en cuir ou en maroquin qui n'ont point de quartier derrière le talon et qu'elles sont obligées de traîner en marchant, parce qu'elles les perdraient si elles étaient obligées de les soulever.

Elles portent les cheveux aussi longs que possible, les relèvent avec des cordons et les enveloppent avec un fichu de soie ou de coton très-rejeté en arrière; telle est la coiffure la plus simple, celle des femmes du peuple. D'autres plus riches portent une sorte de cône tronqué plus ou moins long, analogue au *sarmah*, bonnet métallique des Mauresques, et par-dessus elles rejettent un voile transparent orné de broderies plus ou moins riches. Au lieu de cette coiffure, une jeune fille porte une calotte ordinaire, garnie de sequins, et elle a des pantalons bariolés de diverses couleurs.

Le goût des négresses pour les hommes blancs pourrait faire croire à celui des nègres pour les blanches; il n'en est cependant pas ainsi. Il est fort rare de voir un nègre rechercher une Mauresque; mais si cela arrive, il ne contractera jamais de mariage avec elle.

Quelques prostituées égyptiennes ont des amants, mais le nombre en est extrêmement restreint. Ces femmes ont une manière bizarre de leur prouver leur attachement; elles s'appliquent, sur les bras ou sur les seins nus, des charbons ardents dont elles endurent l'action jusqu'à ce qu'ils soient éteints. Après une telle épreuve l'amant ne peut douter de l'amour de sa maîtresse.

SENTIMENTS RELIGIEUX DES FILLES PUBLIQUES.

On ne peut pas dire vraiment que les filles publiques aient des sentiments religieux. Quelques-unes portent bien sur elles des croix, des amulettes, des talismans, mais elles n'y attachent aucune idée religieuse, c'est surtout de la superstition. En effet, on n'en voit aucune, quelle que soit la religion à laquelle elle appartienne, suivre exactement les pratiques réclamées par cette religion. Cependant, si certaines de ces pratiques pouvaient faire croire qu'elles ont encore quelques sentiments religieux, on les observerait surtout chez les filles indigènes, quelquefois chez les filles espagnoles, mais jamais chez les filles françaises.

On nous a cependant assuré que les femmes mauresques observaient scrupuleusement les jeûnes prescrits par la loi de Mahomet pendant le mois du Rhamadan.

FANATISME ET SUPERSTITION DES MAURESQUES.

Les indigènes sont très-superstitieuses, les Espagnoles aussi, mais beaucoup moins; les Françaises nullement. Il en est qui ne reçoivent que des Arabes et qui croiraient mal faire d'avoir commerce avec des chrétiens! d'autres qui admettent aussi des Français, mais jamais de Juifs. Cette répugnance à l'égard de la gent israélite est commune à tous les Arabes. Les mots, *ioudi ben ioudi*, juif fils de juif, constituent une injure grossière dans le vocabulaire indigène, pourtant assez riche sous ce rapport. Cependant les filles de la basse classe admettent indistinctement tout le monde. Ces idées superstitieuses font peut-être que les filles arabes préfèrent leurs coreligionnaires aux chrétiens qui les méprisent.

On regarde l'infortunée comme possédée par des *djinn*, *djinoun*, *djenoun* ou démons; mais non pas comme flétrie à tout jamais. Un des traits les plus remarquables de la prostitution musulmane, c'est qu'elle ne sépare pas celle qui l'exerce des femmes que l'on appelle honnêtes, parmi lesquelles elles rentrent d'ailleurs à volonté et reprennent leur place comme si elles n'avaient jamais commis aucun écart.

Qu'il y ait superstition ou indulgence, toujours est-il que les prostituées qui veulent abandonner la profession peuvent rentrer dans la société à l'aide d'une simple déclaration faite devant le *cadi* en présence de deux témoins. Avant d'être réintingrées, elles sont soumises à une épreuve de trois mois et dix jours, comme une femme divorcée.

C'est ordinairement sous l'œil d'un voisin bien famé qu'elles subissent cette espèce de retraite pendant laquelle leur vie doit être irréprochable. La disposition des maisons mauresques rend la surveillance facile. Après l'épreuve, la repentante se présente de nouveau devant le cadi, qui dresse l'acte de repentance, ou *âkod et touba*, et elle rentre dans la vie commune. La voix publique ne lui adresse aucun reproche, on ne songe même plus à sa vie passée. Si quelque parent gémit, c'est silencieusement. « Allah ! c'était écrit; que Mahomet la garde d'une nouvelle possession du démon. » L'oubli du passé est si complet, la fatalité est si exclusivement accusée, que ces filles se marient sans que leur conduite antérieure y apporte le moindre obstacle. M. Finot, médecin du dispensaire de Blidah, nous apprend qu'une douzaine de filles publiques, qu'il a vues sortir de la prostitution, se sont toutes mariées à des maures jouissant d'une belle aisance.

La femme est une sorte de marchandise pour les Mahométans; celle qui a été recherchée par un grand nombre d'individus doit nécessairement avoir des qualités. Mais, au reste, les courtisanes ne sont pas méprisées dans tous les pays.

A la Chine par exemple, on se rend publiquement chez elles et on l'avoue sans gêne aucune. Dans ce pays elles sont appelées les *filles des fleurs*, parce que leurs demeures en sont ornées avec profusion.

DÉCHÉANCE MORALE DES FILLES PUBLIQUES.

A Blidah, et en général dans les deux provinces orientales de l'Algérie, la prostitution n'entraîne pas la même déchéance morale que chez nous. Nous en avons fourni des preuves dans le chapitre précédent.

PUDEUR DES FILLES PUBLIQUES.

Parent-Duchâtelet avait fort bien remarqué que les filles publiques ne perdent pas complétement tout sentiment de pudeur.

Si un étranger, dit-il (1), entre inopinément dans le dépôt de la préfecture ou dans les dortoirs de la prison, au moment où elles s'habillent, on les voit à l'instant se couvrir ou croiser les bras sur leur poitrine. Nous avons eu occasion de faire ces mêmes remarques lors de notre visite au dispensaire d'Alger ; mais ce sentiment était beaucoup plus marqué chez les Mauresques et les Juives, que chez les Françaises ou les Espagnoles.

Étonnées de voir un étranger en compagnie du médecin et de l'aide pharmacien, quelques-unes de ces filles, ordinairement si déhontées, hésitaient à se laisser visiter, et fuyaient au plus

(1) Ouv. cité, t. I, p. 113.

vite, aussitôt qu'elles en avaient la permission. La visite des salles des vénériennes produisait les mêmes effets ; celles qui étaient surprises s'empressaient de se couvrir avec le premier vêtement qui leur tombait sous la main ou se hâtaient de ramener leurs jupes sur leurs pieds si elles étaient habillées et couchées sur leurs lits.

L'expérience de tous les jours démontre, au reste, que la prostituée émérite, sans pudeur et sans honte, conserve encore une fibre sensible qui la rend rebelle à cette visite obligatoire, qu'elle l'abrége autant que cela lui est possible, et qu'elle l'esquive si l'occasion s'en présente.

INSCRIPTIONS ET TATOUAGE SUR LE CORPS DES FILLES PUBLIQUES.

Parent-Duchâtelet, en traitant ce sujet, fait remarquer que l'on trouve peu d'inscriptions ou de tatouage sur les filles publiques, et surtout que lorsqu'il en existe, on n'y remarque rien de contraire à l'honnêteté et à la décence.

Les mêmes observations ont été faites à Alger ; mais j'ai remarqué nombre de fois des caractères ou signes particuliers sur les parties visibles du corps, ce que notre savant confrère n'a jamais vu.

Les femmes arabes sont généralement tatouées. C'est un usage qui remonte à une date ancienne. En effet, le P. Dan observait déjà, en 1600, sur les femmes de légers tatouages, de couleur noire, sur les joues, le front, les poignets, les jambes; ce qui constituait, suivant elles, leur plus belle parure.

Elles portent des signes particuliers et quelquefois des fleurs ou des étoiles aux joues, à l'angle externe des yeux, au front et parfois même sur les bras et la poitrine; ces mouches, que se font les Algériennes, sont fort louées par leurs poëtes.

On voit bien aussi quelquefois ces signes particuliers chez les Mauresques, qui se font quelquefois dessiner une fleur bleue entre les deux yeux. Mais on voit plus rarement ce tatouage chez les Européennes. Les indigènes piquent la peau et introduisent dans les piqûres une poudre qui donne une couleur bleue à ces marques et les rend ineffaçables. Quelques-unes, cependant emploient seulement une couleur particulière qui ne dure que deux ou trois jours.

Les Juives n'ont jamais d'inscription ou de marque particulière sur le corps.

Les négresses, surtout, ont la figure couverte de coups de rasoirs. Elles ont soin de faire sur les joues de leurs enfants de semblables entailles, afin de les reconnaître. Chaque tribu parmi les nègres a sa marque particulière; quelques-unes de ces coquettes sauvages ont le ventre artistement sillonné de cicatrices régulièrement tracées, dans le but d'éviter, par la ciselure du tatouage en relief, d'avoir le ventre trop uni, ce qui paraît ne pas être de mode chez elles.

EMBONPOINT DES FILLES MAURESQUES.

Les filles publiques indigènes ont généralement plus d'embonpoint que les filles publiques étrangères au sol africain.

Les tailles sveltes et dégagées ne sont pas recherchées par les Turcs et les Maures, qui n'estiment que les femmes qui jouissent d'un embonpoint excessif. Ils regardent ce prétendu charme comme le plus haut degré de perfection auquel puisse parvenir la beauté, et ce charme l'emporte même, jusqu'à un certain point, sur la régularité des traits et sur les agréments de la figure dont les femmes peuvent être douées.

Cet embonpoint cependant, qui donne aux femmes des formes exubérantes et plus que potelées, les gêne dans leur marche et donne à leur allure habituelle une physionomie particulière.

D'après ce préjugé singulier, mais généralement adopté, si par une vie oisive et sédentaire, par l'usage journalier des bains chauds, par leur manière de se nourrir, les femmes acquièrent naturellement cet embonpoint si désiré, leurs souhaits les plus chers sont en partie accomplis; mais si cette obésité n'arrive pas spontanément, elles ont recours à des moyens qui passent pour avoir la propriété d'engraisser. Les mères nourrissent leurs filles de pâtes faites exprès avec les aliments les plus nourrissants; quelquefois on leur en fait tant manger qu'elles s'en dégoûtent, mais on les y force malgré leur réclamation. L'espèce de nourriture la plus propre à produire l'embonpoint désiré est une semence que l'on connaît à Tunis sous le nom de *drough*. Cette graine, indépendamment de la vertu principale qui la fait rechercher, a encore celle d'augmenter considérablement le lait des nourrices en qualité et en quantité.

Quoi qu'il en soit il faut que les recettes qu'elles mettent en usage soient bien efficaces, car rien n'est rare comme une femme svelte; il n'y a point de terme où l'embonpoint doive s'arrêter pour plaire, et ce goût est si vif que la femme qui est le plus abondamment pourvue de cet agrément ne laisse pas que de se surcharger de vêtements de toutes espèces pour ajouter encore l'apparence à la réalité.

Quelquefois aussi on associe l'emploi répété des médicaments de la classe des confortatifs.

Une belle femme doit avoir la gorge pendante; c'est pour cela que la mère et les esclaves la tirent avec la main aussitôt qu'elle commence à paraître. Cette habitude, sans doute, et l'usage immodéré des bains chauds, flétrissent et déforment de bonne heure les seins des Mauresques de la manière la plus désagréable et la plus rebutante.

Les femmes égyptiennes, dit le savant Marcel, chez lesquelles cette mode d'obésité existe aussi, mangent pour y parvenir, outre certains mets particuliers, des aliments aussi étranges que dégoûtants, entre autres des scarabées de la grande espèce, des lézards vivants et d'autres reptiles.

Les filles d'Alger indigènes, encore plus que les Françaises et les Espagnoles, sont naturellement nonchalantes et paresseuses.

ALTÉRATION DE LA VOIX.

Comme l'avait déjà remarqué Parent-Duchâtelet, on observe chez certaines filles publiques d'Alger cette raucité singulière de la voix, qui a un cachet tout particulier. Mais cet effet se produit surtout pour nous en entendant parler des filles françaises, espagnoles ou italiennes. Le son guttural des langues allemandes et arabes avec lesquelles nous ne sommes pas familiarisés, ne nous a pas permis de décider si le timbre de voix des filles de ce pays était profondément altéré.

PARTICULARITÉS SOUS LES RAPPORTS DES CHEVEUX, DES CILS, DES SOURCILS ET DES POILS.

Les courtisanes anciennes avaient souvent l'habitude de teindre leurs cheveux. Ainsi, outre les fleurs dont elles ornaient leurs robes et leurs chevelures, une des modes qui caractérisait le mieux les courtisanes grecques, quoique cette mode ne fût pas prescrite par les lois somptuaires, c'était de donner une couleur jaune à leurs cheveux. Elles les teignaient avec du safran ou bien avec d'autres plantes qui, de noirs qu'ils étaient ordinairement, les rendaient blonds. Elles les teignaient encore tantôt en rouge avec du jus de betterave, tantôt en bleu avec du pastel; quelquefois elles affaiblissaient seulement l'éclat de leurs cheveux d'ébène, en les frottant avec de la cendre parfumée; puis les courtisanes trônèrent vis-à-vis des Césars dans les fêtes publiques et les jeux solennels, le front ceint d'une couleur dorée, comme les déesses dans les temples. Mais leur divinité ne dura pas longtemps, et la poudre d'or leur fut interdite; elles remplacèrent cette poudre par une autre, faite avec de la gaude, qui brillait moins au soleil, mais qui était plus douce à l'œil. Celles que la couleur bleue avait séduites, se poudrèrent avec du lapis-lazuli pulvérisé.

Il nous a paru curieux de donner ces indications, parce que nous trouvons chez quelques prostituées d'Alger cette habitude de se teindre les cheveux. Ce sont surtout les Juives qui teignent leurs cheveux en blond-rouge, et l'on voit continuellement dans les rues d'Alger de jeunes enfants juifs qui ont les cheveux teints dans cette nuance, mais nous ignorons quel est le procédé employé pour leur donner cette nuance; nous pensons que c'est avec le *henné*. Les Espagnoles gardent leurs cheveux noirs, et nous ne croyons pas que les mauresques recherchent cette coloration particulière.

Ces dernières ont très-soin de leurs chevelures, comme je l'ai indiqué lorsque j'ai parlé de leurs coiffures ; mais elles se teignent en noir les sourcils, les cils et même les cheveux.

Les sourcils doivent être dessinés en croissant et très-gros. Pour qu'ils paraissent beaux, ils doivent se joindre en équerre sur la racine du nez.

Les Mauresques se noircissent le tour des paupières, et, arrangées de cette manière, elles croient avoir des yeux de gazelle ; genre de beauté que ces femmes recherchent avec le plus d'ardeur.

Les femmes arabes emploient différents procédés pour obtenir ces résultats. Les unes prennent de la noix de galle, qu'elles font bouillir dans l'eau, puis sécher et réduire en poudre. Elles en font ensuite une pâte liquide qu'elles appliquent sur les sourcils en l'étendant avec un peigne de plomb, et sur les paupières avec une aiguille d'argent; d'autres, en plus grand nombre, se servent de *koheul.*

Pour obtenir la préparation complète, on combine en proportions égales du sulfure d'antimoine, du sulfate de cuivre et quelques clous de girofle, le tout réduit en poudre fine dans un mortier. Comme matière colorante, on y joint du noir de fumée, recueilli sur un vase en terre, un moment exposé à la flamme d'une bougie ou d'une lampe.

On passe au tamis fin cette première préparation pour en former un mélange intime que l'on enferme dans une petite fiole (*mekhralel*) en plomb, en argent, en vermeil et même en or; car pour les riches Mauresques le *mekhralel* est un meuble de luxe.

Pour user du *koheul* ou *kohol*, on plonge dans le *mekhralel* une petite baguette en bois effilée, polie, de la grosseur d'une plume à écrire, ou même une épine de porc-épic; quelquefois aussi c'est une aiguille d'or ou d'argent.

Elle en ressort poudreuse; on l'applique avec précaution dans sa longueur sur la paupière inférieure ; on la presse entre les deux paupières, en la faisant glisser légèrement du grand angle de l'œil à l'autre angle, et, sur son passage elle colore en noir la partie nue qui donne naissance aux cils.

Dans certains pays, aux substances que nous avons nommées on ajoute d'autres substances qui sont douées de vertus merveilleuses ; du musc qui arrête l'écoulement des larmes ; du safran et du benjoin qui rendent la vue plus active.

Les indigènes pauvres usent tout simplement du *koheul* pur, sans même le colorer avec du noir de fumée. Il donne alors une teinte d'un noir bleuâtre.

Les *mekhralel* du Soudan sont de petites fioles en peau de mouton à poil, moulées sur un moule d'argile et très-artistement travaillées.

On retrouve l'usage du *koheul* chez tous les peuples musulmans, arabes, indiens, persans, turcs, nègres, chez tous ceux enfin qui sont exposés aux rayons éclatants du soleil et à la réverbération de la lumière sur le sable.

Les filles mauresques mettent encore sur leur visage du rouge et des mouches.

Mais il est chez les Mauresques un singulier usage dont nous donnerons plus loin l'explication. Elles se font raser ou épiler au bain les poils des parties sexuelles et ne les laissent jamais pousser ; elles font tomber les poils des membres avec une pâte épilatoire composée, dit-on, en grande partie avec l'orpiment (sulfure jaune d'arsenic). Cette pâte est si corrosive, que les parties les plus saines qui le reçoivent s'enflent et s'enflamment prodigieusement, si l'on néglige de l'enlever aussitôt qu'elle a produit son effet.

Toutes les Mauresques et beaucoup de Juives qui sont passées sous nos yeux, à la visite du dispensaire, étaient ainsi épilées.

Nous n'avons jamais pu savoir si les femmes honnêtes ont aussi cet usage. Quelques questions que nous avons faites, à ce sujet, à des Maures, sont restées sans réponse. On sait, au reste, combien il est difficile d'obtenir d'eux des renseignements concernant leurs femmes, et qu'on ne peut toucher cette corde sans encourir leur réprobation.

Après cette opération, on leur enduit tout le corps d'une sorte de terre savonneuse qui a la propriété de nettoyer et d'adoucir la peau.

Les indigènes seulement se teignent les ongles des pieds et des mains en noir; mais beaucoup plus souvent elles se teignent en rouge-orangé les ongles, le bout des doigts, les mains jusqu'aux poignets et les pieds jusqu'à la cheville.

Pour obtenir cette couleur, on prend les feuilles desséchées du *henné* ou *henna*, nommé encore *alcana*, *racine à farder*, *troëne d'Égypte*, qui proviennent du *Lawsonia alba*. Lamk; *Lawsonia inermis*, Linné.

On les réduit en poudre fine, on les mêle avec du suc de limon, et on en fait une pâte qui reste appliquée, pendant plusieurs heures, sur les parties que l'on désire colorer. Cette teinture dure très-longtemps et résiste à tous les détersifs ordinaires. Les Mauresques emploient ce genre singulier de parure, surtout les jours de fête et de réjouissances.

Il faut que cette préparation soit d'une bien bonne tenue, car les Arabes l'emploient pour teindre la crinière, le dos et les jambes de leurs chevaux, surtout lorsqu'ils sont de couleur blanche, parfois aussi les crins des ânes.

Quelques filles indigènes se servent des écorces de noix fraîches (*souak*) pour colorer en rouge l'intérieur des lèvres, de la bouche et des gencives.

Nous savons que certaines filles mauresques mâchent l'écorce de la racine de noyer pour blanchir leurs dents et raffermir leurs gencives. Il y en a qui préfèrent la pyrèthre comme masticatoire.

Quoique nous n'ayons pu savoir si toutes les femmes mauresques ont aussi ces différentes habitudes, nous serions très-porté à y croire, si nous réfléchissons qu'elles font partie des prescriptions obligatoires imposées aux musulmans.

Sur les dix prescriptions, cinq sont obligatoires ;

1° De se couper les ongles ;

2° De s'arracher les poils des aisselles ;

3° De se raser toutes les autres parties que la nature a voilées ;

4° De pratiquer la circoncision ;

5° De se couper les moustaches à la hauteur de la lèvre inférieure.

Cinq sont facultatives ;

6° De faire usage du koheul ;

7° — du henné ;

8° — du souak ;

9° De faire les grandes ablutions de l'homme et de la femme ;

10° Quand une femme s'est ornée les yeux de koheul, paré les doigs de henné et qu'elle a mâché le souak qui parfume l'haleine, fait les dents blanches et les lèvres pourpres, elle est, dit-on, plus agréable aux hommes; aussi vient-elle à perdre son mari, ou à être répudiée, elle doit, en signe de deuil, s'abstenir pendant quatre mois et dix jours de koheul, de henné et de souak.

OCCUPATION DES PROSTITUÉES.

Les indigènes ne travaillent presque jamais, qu'elles soient chez elles ou retenues au dispensaire; couchées nonchalamment sur des nattes ou des tapis elles fument un grand *houkah*, ressemblant à une vis sans fin, dont elles font passer la fumée, à travers de l'eau, avec les gargouillements les plus dégoûtants. Nous dirons dans un autre chapitre à quoi elles passent leur temps. Quelque Mauresques se décident cependant à laver leur linge et à l'étendre sur leurs terrasses. Quelques-unes s'occupent à moudre le grain pour faire le couscoussou.

Quelques Européennes sont modistes, lingères, marchandes de tabac ou dames de comptoir tenant buvettes. Lorsqu'elles sont retenues au dispensaire, elles cousent, tricotent, et quelques-unes brodent. Les prostituées d'Alger sont généralement assez propres, et l'on remarque que si elles aiment la boisson, comme dans les autres pays, elles ont aussi la qualité prédominante des filles publiques : les indigènes ainsi que les Européennes sont bienfaisantes, elles ont généralement bon cœur.

FAUX NOMS ET SOBRIQUETS.

Les prostituées ont toujours eu l'habitude de prendre de faux noms et de recevoir quelquefois des sobriquets. Cette habitude provient sans doute du désir de cacher leur véritable nom, par un reste de pudeur, ou mieux pour dépister la police.

Cette habitude s'est un peu modifiée à Paris.

A Alger, toutes les indigènes ont des sobriquets. C'est aussi le cas chez les Européennes, mais moins généralement.

PARTICULARITÉS SUR LES PARTIES SEXUELLES DES FILLES PUBLIQUES.

Les parties sexuelles des filles publiques d'Alger n'offrent rien de particulier; chez les Mauresques cependant, on remarque la longueur démesurée des petites lèvres, et chez quelques-unes une ampleur excessive du vagin. Cette dernière difformité se fait remarquer aussi bien chez les jeunes Mauresques que chez les vieilles, même chez celles qui n'ont jamais eu d'enfants. Cette ampleur est due probablement à ce que la plupart de ces femmes commencent à se livrer à la prostitution à l'âge de douze ans, onze ans et même avant.

MENSTRUATION.

Quelques personnes ont pu croire que les filles publiques n'étaient pas réglées comme les autres femmes; mais Parent-Duchatelet, qui a fait de nombreuses recherches à cet égard, affirme que parmi les prostituées, les unes sont bien réglées et que les autres ne le sont pas; que la menstruation peut suivre chez ces femmes sa marche périodique et régulière pendant un temps plus ou moins long, et finir par s'altérer. On conçoit même difficilement qu'il puisse en être autrement, car elles se livrent à tous les excès, s'exposent à toutes les intempéries et commettent d'autres imprudences qui passent, dans l'esprit des femmes, pour être très-pernicieuses aux fonctions particulières à leur sexe. Les filles publiques d'Alger sont menstruées comme les autres femmes qui ont une conduite régulière, et nous en avons eu la certitude dans les visites du dispensaire auxquelles nous avons assisté, et par l'assurance qui nous en a été donnée par notre confrère M. Ekelt, médecin de cet établissement. Mais leur menstruation offre beaucoup d'irrégularités. Il y en a qui sont réglées tous les vingt jours, d'autres deux fois par mois, plusieurs qui gardent leurs menstrues pendant dix, douze et même quinze jours; d'autres enfin qui sont presque continuellement réglées. La cause de tous ces accidents est, nous le pensons, dans l'habitude qu'elles ont de se laver les parties génitales avec de l'eau froide à l'époque de leurs règles pour les arrêter momentanément.

FÉCONDITÉ.

On n'a jamais nié la fécondité des filles publiques, et l'on trouve dans tous les historiens la preuve bien établie de leurs accouchements. Le fait est régulièrement constaté actuellement sur les registres de tous les dispensaires : ainsi quoiqu'il soit très-rare à Alger, on compte encore trois grossesses sur mille femmes; toutefois il est certain que les avortements réels dus à des excès de débauche, à des coups, des chutes, et les avortements provoqués sont bien plus fréquents que chez les autres femmes. Presque toutes les filles publiques nous avouaient avoir eu un ou plusieurs enfants avant de faire leur nouveau métier, mais ne pas en avoir eu depuis.

Nous en avons interrogé plusieurs pour savoir si elles n'emploieraient pas quelques moyens pour empêcher la grossesse; mais aucune d'elles n'a voulu répondre à cette question, quelques-unes se contentaient de sourire.

On serait presque porté de croire qu'il y a quelque chose de vrai dans cette idée lorsque l'on lit cette réflexion de Péron (1) :

« Les filles publiques, qui, dans leur ancien état de débauche, ne faisaient pas plus d'enfants que celles de nos capitales, se montrent dans leur nouvelle position (mariées et devenues libres, laborieuses et rangées au port Jackson, colonies anglaises, aux terres australes) de la plus grande fécondité. »

(1) *Voyages de Découvertes aux terres australes*, t. II, p. 402.

MALADIES DES PROSTITUÉES.

Notre séjour en Afrique n'a pas été assez long pour qu'il nous ait été possible d'étudier toutes les maladies des filles publiques d'Alger; mais nous pouvons extraire des tableaux que nous devons à l'obligeance de M. le docteur Ekelt, tout ce qui ne concerne pas la maladie vénérienne sur laquelle nous aurons occasion de revenir plus tard.

Parent-Duchatelet affirme que, chez les filles publiques, rien n'est plus fréquent que les abcès des grandes lèvres; qu'ils ont toujours une marche aiguë et qu'ils se terminent comme chez toutes les autres femmes qui y sont fréquemment exposées.

Sur 395 filles publiques qui ont passé régulièrement deux fois à la visite dispensaire d'Alger pendant chaque mois du dernier semestre de 1849, on a observé ces abcès, une fois en septembre, trois fois en octobre, une fois en novembre, deux fois en décembre. Total, sept abcès en six mois.

Pendant l'année 1850 il y a eu en moyenne 479 filles publiques; ces abcès ont été observés une fois dans chacun des mois de janvier, février, mars, septembre et décembre, deux fois en mai, juin, octobre et novembre, et trois fois en août. Total, seize fois.

Pendant les sept premiers mois de l'année 1851, où il y avait 342 filles publiques, ces abcès ont été observés une fois en juin, deux fois en février, trois fois en mars. Total, six.

Ces observations, faites au dispensaire pendant un espace de deux années et sur douze cent seize filles publiques, ne nous donnent qu'un total général de vingt-neuf abcès de la grande lèvre; nous ne retrouvons donc pas ici cette fréquence dont parle notre savant confrère.

Pendant le même laps de temps et sur le même nombre de filles, la gale n'a été observée que six fois.

DES DAMES DE MAISON ET DES MAISONS DE TOLÉRANCE.

Nous ne croyons pas qu'il existât des dames de maison avant la conquête d'Alger. En Afrique, les filles publiques étaient régies par un *mezouar*, qui n'était lui-même qu'un fermier du gouverneur de la province auquel il payait une redevance ; aussi rançonnait-il fortement les malheureuses qui étaient inscrites sur son livre.

Sous ce rapport, il y a un rapprochement complet à faire entre la rapacité des mezouars et celle des dames de maison; les plaintes causées par ces exactions furent si vives, que l'on fut obligé de supprimer le mezouar peu de temps après qu'on s'était emparé d'une nouvelle ville.

On agit ainsi à Alger, à Blidah, mais les filles publiques indigènes restèrent encore isolées. C'est alors que des dames de maison ouvrirent des établissements pour recevoir les filles publiques de toutes les nations qui arrivaient sur le sol africain.

A Oran, où presque toutes les filles sont espagnoles, les dames de maison sont de la même nation.

A Alger, ce sont surtout les filles françaises, anglaises et allemandes, qui forment le personnel de ces maisons.

Les Juives et beaucoup d'Espagnoles se livrent à la prostitution clandestine.

Les Mauresques cartées ne se réunissent jamais de manière à constituer régulièrement des maisons de prostitution comme chez nous.

Quelquefois elles logent seules, quelquefois

encore elles se mettent trois ou quatre ensemble, louent à frais commun une maison, et chacune occupe une chambre qu'elle meuble ordinairement avec un lit en fer, un canapé, une table de bois blanc et une ou deux chaises.

Néanmoins, il en est quelques-unes plus recherchées, plus à leur aise, dont l'intérieur est aussi plus confortable.

On voit chez elles des lits ou sofas dans chaque coin de la chambre, des coussins le long des côtés, des tapis, deux ou trois glaces de Venise, une commode, quelquefois même, mais c'est bien rare, une pendule, et de légers rideaux aux fenêtres donnant sur la rue. Elles mêlent ainsi dans leur ameublement le français et l'indigène. Il est assez commun de trouver chez elles des gravures de mode clouées les unes à côté des autres, et quelques images grossières de nos saintes enchâssées dans des cadres en bois rouge et appendues au mur.

Elles se réunissent ordinairement dans la même chambre, lorsque cette chambre offre une ouverture sur la rue.

On découvre ces filles au moyen d'entremetteurs qui font la quête aux chalands pendant la soirée sous les arcades des rues Bab-Azoun, Bab-el-Oued, sur la place du gouvernement. Ce sont de jeunes indigènes très-experts dans ce métier et que l'on nomme *Kaoued*, qui vous proposent des jolies femmes et vous conduisent moyennant salaire. On leur ouvre partout les portes sans difficulté. Nous croyons qu'ils ont un mot ou un mode de frapper qui est le signe de reconnaissance. Sans eux on ne se fait pas aisément ouvrir la porte.

Les filles mauresques se promènent peu et ne se tiennent pas à leurs portes. On les aperçoit à ces petites ouvertures pratiquées au premier étage. Elles laissent voir leurs yeux noirs au judas par lequel elles regardent dans la rue.

Accroupies les unes à côté des autres, sur un canapé bas, elles causent tout en fumant la classique cigarette.

Pendant les grandes chaleurs de l'été, elles étendent souvent des nattes sur les dalles de la cour de la maison mauresque qu'elles habitent, et y reposent nonchalamment étendues, en attendant les visites.

Il y a quatorze maisons françaises de tolérance à Alger; elles sont tenues presque toutes par d'anciennes filles publiques. Il n'y en a pas qui soient tenues par des hommes ; cependant, lorsque les dames de maison sont mariées, on tolère la présence du mari dans l'établissement.

Chez nous, la profession de dames de maison est regardée avec le plus profond mépris, et personne ne voudrait avouer qu'il a quelques rapports d'affaires, même indirects, avec les femmes qui font ce honteux métier.

Presque toutes sont d'anciennes prostituées ou du moins des domestiques ou des dames de confiance des maisons de prostitution. Il en est à peu près de même en Afrique; mais il y a des pays où ce métier est considéré comme une industrie très-productive, que les gens les plus riches ne dédaignent pas d'exercer.

Au Sennaar par exemple, les principaux habitants font une spéculation sur leurs esclaves femelles qu'ils livrent au public. La *setti* (madame) *Basra*, ancienne maîtresse d'Ismaël Pacha, femme très-riche, en possède une cinquantaine qui exercent pour elle la prostitution.

Parmi ces femmes, il se trouve de belles Abyssiniennes. Le gouvernement protége ce commerce.

DES RUES D'ALGER SPÉCIALEMENT AFFECTÉES AUX PROSTITUÉES.

Avant la conquête, les filles publiques étaient tenues d'habiter des quartiers spéciaux, qui étaient *Bir-Roumana*, partie moyenne de la rue de la Casbah ; *Djemâ el Akhdat*, rue du Loc d'or ; *Euli-Medfâ*, rue de la Girafe ; *bir Djebbah*, rues Annibal et du Palmier ; *Sabat el Ah'ment*, rues Lahemar et du Scorpion ; *Hamman fruita*, rues du Chêne et de Nemours.

Dans la liste qui va suivre, nous retrouvons encore quelques-unes de ces rues qui semblent destinées à recueillir ces misérables femmes.

Les filles sont beaucoup plus nombreuses près de la Casbah et dans toute la haute ville que partout ailleurs. Elles ne peuvent s'établir que dans certains quartiers et dans certaines rues.

Il y a des rues qui leur sont assignées, ce sont celles dont les noms suivent : Addadah, Alkermimouth, Albuquerque, du Chat, du Commerce, du Diable, de la Fonderie, Cassarougil, Lahemat, Lalahoum, du Loc d'or, des Marseillais, du Scorpion, Sidi-Ferruch, Sidi-Hallel, Sophoisbe, de Thèbes, Villegagnon.

Nous croyons devoir faire observer, au sujet de la rue Sidi-Ferruch, que les maisons de tolérance y touchent presque la rue Bab-el-Oued, et que ce honteux spectacle et les scènes de tapage qui y ont lieu continuellement, sont un grand scandale pour ce beau quartier.

Cette habitude d'assigner aux prostituées certains quartiers qu'elles doivent forcément habiter, n'a pu prévaloir à Paris ; mais nous la voyons prise utilement dans quelques grandes villes européennes, dans toutes nos principales villes d'Afrique, et dans presque toutes les grandes villes d'Orient.

Nous trouvons dans des notes manuscrites qui nous ont été confiées par le docteur Moreau (de Tours), quelques renseignements assez curieux sur ce sujet recueillis dans ses voyages.

Certains quartiers du grand Caire pullulaient de filles publiques, et, chose remarquable et qui ne saurait vraiment se voir qu'en Égypte, une foule de ces malheureuses campaient sur la grande place de Liesbeki, qu'on ne pouvait traverser sans être arrêté, sollicité de toutes manières, et presque forcé d'entrer sous leurs tentes.

Depuis, elles ont été reléguées dans la haute

Égypte, avec défense, sous peine du bâton, de rentrer au Caire.

Le Caire néanmoins en possède encore un assez grand nombre, mais la police est censée en ignorer l'existence. Il faut, pour y pénétrer, user de discrétion et de prudence. Si l'on est dénoncé, le maître ou la maîtresse de maison sont punis et exilés avec toutes les pensionnaires.

Depuis, les filles publiques sont revenues au Caire, où il y a deux mille ou trois mille filles publiques qui sont tenues de loger hors la ville et sur différents points.

Elles ont un chef à leur tête et payent contribution au pacha.

Nous lisons dans le savant article sur Tripoli, par le docteur Hoeffer (1), « que dans cette ville les femmes de mauvaise vie sont nombreuses ; quand elles sont connues pour telles, on leur fait habiter un certain quartier de la ville qu'on appelle *Zanga-el-Gaab* ou quartier des prostituées. Elles ont un chiaoux pour intendant.

» Ces femmes sont obligées de fournir la nourriture aux chiens du pacha qui gardent l'arsenal. »

(1) *Univers pittoresque*, t. VII, p. 7.

INSCRIPTION.

On croit, dit Pierre Dufour, que cette mesure fut prise, à Rome, dès le commencement de l'édilité, qui remontait à l'an de Rome 260.

Les édiles forcèrent la courtisane à venir avouer devant eux sa profession infâme, en leur demandant le droit de s'y livrer ouvertement avec cette autorisation qu'on appelait vulgairement *licentia stupri*.

La femme indiquait son nom, son âge, le lieu de sa naissance, le nom d'emprunt qu'elle choisissait dans son nouvel état, et même, s'il faut en croire un commentateur, le prix qu'elle adoptait une fois pour toutes comme tarif de son ignoble commerce. L'inscription d'une courtisane sur les registres de la *licentia stupri* était indélébile, et jamais une femme qui avait reçu cette tache ne pouvait s'en laver ni la faire disparaître, même en vivant chastement et en se mariant. Tous les gouvernements ont dû maintenir cette inscription, qui est le premier moyen à employer pour apporter la régularité convenable dans ce service.

L'inscription des filles en France paraît remonter à 1770 environ, sans que Parent-Duchatelet ait pu découvrir cette date certaine.

A Alger et dans les autres villes africaines, l'inscription faite par les mezouars existait et était consignée sur un registre déposé entre les mains du *cadi*. Tel était l'état des choses en Afrique lors de l'arrivée des Français; mais on n'a conservé aucune de ces inscriptions, et on ne peut dire dans quelles formes elles étaient faites.

L'arrêté du 11 août 1830 prescrit aux filles publiques de se faire inscrire, et de se munir d'un livret. Les autres arrêtés ultérieurs ont maintenu cette sage disposition.

Les registres, mal tenus par des fermiers exacteurs, ont complétement disparu, ou du moins le chef du bureau chargé de ce service n'a pu nous fournir sur eux aucun renseignement. Il nous faut arriver à 1847 pour trouver des inscriptions convenablement faites.

Les filles sont actuellement munies de cartes sur lesquelles sont inscrits leurs noms, prénoms, surnoms, âge, demeure et la date des visites.

Le docteur Potton, auteur de la l'*Histoire de la Prostitution dans la ville de Lyon* (1), donne le

(1) In-8°, 1842.

conseil d'introduire dans les maisons de tolérance le mode usité en Allemagne, lequel oblige les femmes publiques à posséder un registre portant leur signalement, avec l'inscription du jour de la visite et le journal des observations du médecin.

Les formalités minutieuses indiquées dans le savant ouvrage de Parent-Duchatelet (pages 386 et suivantes), prouvent bien le soin que l'administration de Paris apporte à ce détail important du service des mœurs, et nous croyons devoir les proposer pour modèles à tous ceux qui seront chargés de réglementer cette matière.

La bonne tenue de ces registres, la sévérité apportée contre toutes les filles qui ne se font pas inscrire, sont un véritable service rendu à la salubrité publique, puisque cette inscription oblige les filles aux visites régulières, au moyen desquelles les femmes infectées sont immédiatement séquestrées et mises en traitement.

DE LA PROSTITUTION CLANDESTINE.

La prostitution clandestine est de tous les temps, de tous les pays.

Voici la définition qu'en donne Parent-Duchatelet (1) : « C'est celle qui s'exerce dans l'ombre, qui fuit l'éclat et la publicité, qui se cache sous les formes les plus variées, et qui ne se soutient que par la ruse, la fourberie et le mensonge. »

Cette sorte de prostitution est, sous le rapport des mœurs et de son influence pernicieuse, bien autrement grave que la prostitution publique ; c'est elle qui corrompt et pervertit l'innocence, et qui, revêtant les apparences les plus honnêtes, paralyse l'autorité, la brave à chaque instant, et propage impunément la contagion la plus affreuse et l'immoralité la plus grande.

Il n'est pas de ruses que n'inventent certaines filles pour cacher le métier qu'elles exercent, les unes pour se soustraire aux visites médicales, qui sont pour elles d'une grande gêne, et peuvent, pour un temps, les empêcher d'exercer ; les autres, parce qu'elles sont en contravention avec les lois en favorisant la débauche de jeunes enfants.

Nous pourrions dire qu'à Alger il y a un autre motif, assez puissant, qui leur fait fuir l'inscription administrative : c'est le désir de se soustraire à un impôt mensuel, qui pour quelques-unes est assez lourd. Nous sommes convaincu que, si l'on aban-

(1) Ouv. cité, t. I, p. 472.

donnait ce système d'impôt personnel et impur, on obtiendrait un bien plus grand nombre d'inscriptions, et l'on aurait ainsi diminué le nombre des filles insoumises.

A Alger, on peut distinguer plusieurs sortes de filles qui font véritablement de la prostitution clandestine : les unes, comme certaines prostituées espagnoles, qui étaient inscrites, se retirent du vice à l'aide de formalités fort simples, deviennent femmes entretenues, et vivent même maritalement ; quelquefois elles sont recueillies par des colons qui les gardent indéfiniment, de sorte que la population flottante finit par en ignorer tout à fait l'origine ; d'autres sont attachées à des militaires qui souvent se les lèguent mutuellement quand ils reviennent en France, de manière que la femme passe ainsi de main en main jusqu'à ce qu'elle puisse exploiter la faiblesse d'un amant, pour se créer un établissement qui la tranquillise pour l'avenir.

On ne saurait croire combien de ménages de colons se sont formés en puisant à cette source impure ; mais la problématique délicatesse de la population civile n'a pas le droit de s'en offusquer.

Parmi les filles non cartées, les unes, comme les Mauresques, reçoivent secrètement chez elles et vont aussi visiter leurs amants; les autres, comme certaines Juives ou Mahonnaises, vivant dans leurs familles, ont recours à l'obligeance intéressée de quelques vieilles matrones qui, moyennant rétribution, les amènent à un jeune homme.

Il n'est pas très-rare qu'un garçon qui aura laissé sa clef sur sa porte reçoive, le matin, la visite de quelque Mauresque, qui vient lui faire des propositions. Cette aventure singulière est arrivée, pendant notre séjour à Alger, à un de nos amis, qui fut obligé de se lever pour chasser cette impudente.

On connaît bien, en France, la prostitution clandestine qui se fait par la débauche de jeunes filles mineures; mais ce que l'on ignore presque complétement, c'est cette prostitution clandestine qui a pour but d'offrir à certains appétits désordonnés, des enfants mineurs du sexe masculin. Nous avons déjà signalé ces faits honteux à la page 35 de ce travail. Nous ne saurions trop appeler l'attention de l'autorité administrative sur ces faits qui, à nos yeux, portent une atteinte si grave à la morale, et tendent à corrompre la jeunesse arabe.

Quant aux filles mineures, il y aurait certainement là une importante distinction à faire. Nous avons dit ailleurs que certaines indigènes étaient nubiles même à douze ans ; ne serait-il donc pas injuste d'appliquer nos lois françaises à celles qui auraient favorisé la prostitution d'une Mauresque, par exemple, de treize à quatorze ans, à l'âge où elles sont quelquefois mariées? Il est évident que pour les indigènes, au moins, il faudra baisser la limite d'âge à laquelle une jeune fille pourra se livrer à la prostitution. Elle n'aura plus de raison alors pour exercer clandestinement. A Alger, comme à Oran, il y a d'autres manières d'exercer la prostitution clandestine.

A Oran, presque toutes les filles insoumises sont Espagnoles et marchandes de tabac, tenant leur étroite boutique dans les carrefours et sur les places fréquentées. Quelques Françaises leur font une redoutable concurrence, mais dans un genre déjà plus relevé ; elles trônent au comptoir des buvettes, des petits cafés, des magasins de nouveautés à l'usage des hommes ; quelques-unes sont chanteuses, d'autres actrices ou figurantes. Cette prostitution clandestine, qui se couvre encore d'autres manteaux pour échapper à l'œil vigilant de la police, se fait surtout dans les cabinets particuliers de certains restaurants, dans les cabinets noirs des rogomistes, surtout chez ceux qui avoisinent les casernes et le port. Elle se fait encore dans deux maisons de passe qui existent à Alger.

« On ne saurait trop le répéter, écrit Parent-Duchatelet, à l'époque actuelle ce n'est pas dans les maisons tolérées que les jeunes filles se perdent, mais bien dans les maisons clandestines, où on les attire par la ruse et la violence; c'est là qu'on les séduit, qu'on les façonne au libertinage et qu'on les prostitue.

» Sous le rapport sanitaire, les conséquences ne sont pas moins importantes : c'est par le moyen de la prostitutiou clandestine que la syphilis perpétue et propage ses ravages; par elle encore sont rendues inefficaces beaucoup des mesures les plus sages de l'administration. »

Les exactions de la police d'Alger, signalées dans le Rapport de 1837, de M. Antié, furent telles, qu'elles forcèrent quelques filles, même inscrites, à se soustraire aux visites et à faire de la prostitution clandestine. Je les ai vues, dit le rapporteur, ces femmes atteintes de maladies vénériennes; je les ai interrogées une à une, et vous vous feriez difficilement une idée de l'impression pénible que j'ai éprouvée à leur aspect. L'une d'elles était atteinte depuis deux mois, au plus haut degré, de la maladie vénérienne, et ce n'est que lorsque le mal extérieur a été trop apparent, qu'elle s'est résolue ou qu'on l'a forcée de se rendre au dispensaire.

M. Antié cite encore quatre autres exemples analogues.

La disposition particulière des maisons mauresques avec leurs terrasses plates, et l'étroitesse des rues de l'ancienne ville, font que toutes les maisons peuvent communiquer ensemble par ces terrasses, soit directement, soit au moyen d'une simple planche jetée en travers et formant pont.

Les filles traquées par la police se sauvent ainsi dans les maisons voisines où il n'est pas possible de les suivre.

Cette facilité de communication est si grande, qu'il nous été affirmé qu'au moyen de ces terrasses on pouvait, de la rue Bab-el-Oued, monter jusqu'à la Casbah.

La difficulté d'arrêter ces filles insoumises devint telle pour les inspecteurs de la salubrité, que le 30 novembre 1837 on fut obligé de prendre un arrêté « qui punit d'une amende de dix francs à soixante francs tout individu convaincu d'avoir recélé une ou plusieurs filles publiques qui ont l'habitude de se sauver par les terrasses des maisons et de chercher refuge chez les habitants maures, israélites ou européens. »

DES BAINS PUBLICS COMME LIEUX DE PROSTITUTION.

Chez les peuples les plus anciens et chez tous les peuples méridionaux, les bains sont de toute nécessité, et les établissements de bains forment ordinairement des points de réunion assez remarquables. Ces établissements ont souvent servi de local favorable pour la prostitution clandestine. Les empereurs, dit Pierre Dufour, vinrent en aide à l'édilité pour obvier aux horribles excès qui se commettaient dans les bains de Rome, où les deux sexes étaient admis. Adrien défendit rigoureusement ce honteux mélange d'hommes et de femmes, il ordonna que leurs bains fussent tout à fait séparés : *Lavacra pro sexibus separabit*, dit Spartien.

Marc-Aurèle et Alexandre Sévère renouvelèrent ces édits en faveur de la morale publique; mais, dans l'intervalle de ces deux règnes, l'exécrable Héliogabale avait autorisé les deux sexes à se réunir aux bains. Les serviteurs et les servantes des bains étaient, au besoin, les lâches instruments des récréations que les deux sexes venaient y chercher. Les matrones ne rougissaient pas de se faire masser, oindre et frotter par ces baigneurs impudiques. « *Unctor sciebat dominam hujusmodi titillatione et contrectatione gaudere,* » dit Rogatius, un des commentateurs de Juvénal.

En Orient, dans les maisons particulières où il y a des bains, les hommes sont constamment éloignés au moment où les femmes y sont; en effet, la loi musulmane défend au mari d'entrer au bain avec une ou deux de ses femmes, car, dit-elle, ce ne peut être que dans un but de curiosité libertine. Mais ces asiles devenus ainsi inviolables sont très-propres pour la galanterie, le service y étant fait par des femmes esclaves qui y introduisent souvent de jeunes esclaves déguisés en filles. Laugier de Tassy (1) cite plusieurs exemples scandaleux des scènes de débau-

(1) *Histoire du royaume d'Alger*, in-12, 1725, p. 80.

ches qui avaient lieu à Alger dans ces endroits privilégiés.

Avant 1830 les filles publiques avaient deux bains particuliers, qui étaient *Hammam Fruita*, rue du Chêne, et *Hammam Jotto*, rue des Marseillais.

Nous ne savons pas si en Orient les sexes sont séparés dans les établissements de bains; mais à Alger, les femmes sont complétement séparées des hommes. Dans les bains maures, nommés *Hammam* (en arabe), les femmes prennent les bains de six heures du matin à six heures du soir, et les hommes de six heures du soir à six heures du matin. Cependant, et malgré les règlements de police, il est certain que quelquefois, au milieu de la nuit, les filles mauresques suivent, au bain, leurs amants. Dans ce cas, le couple se retire dans un de ces cabinets sombres situés ordinairement aux quatre coins de la salle rectangulaire des bains; le masseur est alors naturellement éliminé.

Nous ne saurions établir qu'on puisse, se trouvant au bain, se faire amener des femmes par les baigneurs; toutefois cela nous a été plusieurs fois affirmé par des habitants d'Alger.

Nous avons parlé ailleurs des propositions obscènes qui vous sont faites par de jeunes garçons dans les rues d'Alger. On retrouve encore dans les bains d'autres jeunes garçons qui vous font passer par d'autres épreuves.

Il est positif que dans tous les bains maures de Constantinople, de Smyrne, d'Alexandrie, etc., on attache à chaque établissement un jeune garçon de douze ans environ, d'agréable figure; ce jeune garçon est vêtu avec plus de recherche que les autres baigneurs et toujours coiffé d'un *tarbouche,* espèce de fichu qui rappelle un peu la coiffure des femmes; c'est un schall roulé en turban avec un gland en or, garni de petites pièces de monnaie. Lorsque l'on est presque déshabillé et enveloppé seulement de cette bande d'étoffe qui couvre les parties génitales, on passe avec ce jeune garçon dans une première pièce où il commence un massage léger sur les cuisses, en vous faisant mille agaceries; enfin il arrive même à faire quelques attouchements indiscrets. Si vous ne répondez pas à ces provocations, il vous abandonne et vous livre enfin aux mains du masseur, et vous prenez votre bain tranquillement; mais pour peu que vous répondiez à ses attaques, il vous masturbe et s'offre de satisfaire tous vos désirs.

Le capitaine d'état-major Rozet (1) affirme qu'en 1831, les garçons chargés de masser dans les bains d'étuves d'Alger ont offert leurs honteux services à plusieurs officiers français.

Nous ne savons pas au juste si les sodomites ont des relations établies dans les bains maures d'Alger, et pourtant nous le croirions facilement ; toujours est-il qu'on doit bien se garder d'y envoyer des enfants. Quand ils n'auraient pas à craindre des attaques graves de la part des masseurs, ils pourraient encore être exposés aux attouchements les plus indiscrets, les plus attentatoires à la pudeur.

Cela se conçoit et devient très-probable si on réfléchit que la majorité des masseurs appartient à la jeunesse, et que le bain maure est un grand stimulant des plaisirs érotiques. Certains indigènes sont connus, à Alger, pour n'avoir pas d'autre industrie, d'autres moyens de vivre que celui-là ; on les montre au doigt. Au Caire, ces jeunes garçons ne se trouvent pas seulement dans les bains, mais encore dans les cafés, et il est connu de tous les consommateurs qu'ils sont à la disposition du public. Ils portent à la main un miroir dans lequel ils se regardent sans cesse, et

(1) *Voyage dans la Régence d'Alger*, t. II, p. 113.

ils ne le quittent que pour lancer à droite et à gauche des œillades provocatrices. Ces cafés connus ont généralement deux cabinets particuliers et peuvent être considérés comme des maisons de prostitution pour hommes. En 1842, il y en avait encore un au Caire et un à Alexandrie.

Pour compléter le tableau des physionomies diverses que revêtent, en Algérie, nos relations avec les Musulmans, nous allons dire deux mots d'une sorte de marché qui, dans nos mœurs, serait de la prostitution, mais qui, sous le règne du Coran, n'a pas du tout ce caractère. Dans la province de Constantine, les indigènes nous louent leurs filles. On sait que, chez les mahométans, la femme s'achète, l'homme apporte une sorte de dot aux parents de la mariée. Les marchés que les péres concluent avec nous n'ont donc rien que de très-naturel dans leur loi, abstraction faite de l'antipathie de religion des deux parties contractantes; seulement, comme nous ne passons qu'un certain laps de temps en Algérie, la femme ne peut nous être vendue, mais seulement louée pour quelques années. La transaction se passe devant les autorités arabes, l'acte est légal. Un certain nombre d'officiers et de colonisateurs vivent dans ces relations; on appelle cela *faire un mariage arabe.*

DU DISPENSAIRE D'ALGER.

Avant notre conquête, il n'existait aucun service sanitaire; quand un individu avait contracté une maladie vénérienne avec une fille, il la signalait aux amateurs. Le vide se faisait autour d'elle, et la nécessité de rattraper sa clientèle l'obligeait à suivre la diète rigoureuse de quarante jours, qu'on appelle ici *pariz*, et qui était le seul remède efficace usité en pareil cas.

Le dispensaire d'Alger fut créé par l'arrêté du 11 août 1830, et aussitôt qu'une ville avait cédé à la force de nos armes, on s'empressait d'y créer de semblables établissements, ou du moins des salles détachées des hôpitaux militaires pour y recevoir les filles publiques.

Le dispensaire d'Alger ne contenait en décembre 1837 que quatre lits et vingt-six matelas dégradés, et à peine vingt couvertures. Aussi les filles que leur situation maladive rendait plus dignes d'intérêt, couchaient-elles par terre. Et on demandait que quarante lits complets fussent donnés au nouvel hospice. (Rapport Antié.)

Mais ce dispensaire reçut bientôt des agrandissements, comme on le voit dans le Rapport du maire d'Alger, en date du 27 août 1838. A cette époque, ce service était bien misérablement fait, puisque l'on dit dans ce Rapport : « J'ai fait tous mes efforts pour procurer à chaque femme un lit en fer garni d'un matelas, d'un sommier, d'un traversin, de draps et de couvertures.

» Une nouvelle maison a été louée pour les visites, et pour séparer ainsi les femmes malades de celles qui viennent à la visite et apportent des objets de consommation. »

Mais ces objets de première nécessité, demandés en 1838, n'arrivent qu'en 1839. En effet, on dit que le ministre de la Guerre a alloué toutes les sommes demandées pour munir l'établissement du mobilier dont il avait tant besoin. (Procès-verbal de la séance du 5 mars 1839.)

Déjà cependant au mois d'avril on se sent trop à l'étroit, et on demande que la Commission accepte l'adjonction d'une maison rue Salluste, n° 2, pour augmenter le local du dispensaire, moyennant une autre maison rue de la Lyre, n° 2, et une rente de 468 francs à payer comme soulte au propriétaire des Juifs évincés de la maison rue

Salluste. (Procès-verbal de la séance du 25 avril 1839.)

Le dispensaire actuel, parfaitement placé au centre de la ville, et près des maisons et demeures occupées par les filles publiques, est situé impasse Galiata, n° 14. Il occupe trois vieilles maisons mauresques, dont une seule appartient au domaine ; les deux autres sont louées, mais elles sont dans un tel état de délabrement, qu'elles coûtent beaucoup à la municipalité. La porte d'entrée donne immédiatement accès dans une belle cour à arcades ; mais aucune modification dans la distribution intérieure et primitive n'a été faite, si ce n'est l'ouverture de portes pour les faire communiquer entre elles.

La réunion de ces trois maisons forme un dédale inextricable de nombreuses petites chambres, d'escaliers, de passages voûtés, de portes basses, de galeries, qu'on a cherché à utiliser de la manière la moins imparfaite pour leur destination actuelle, mais qui laisse beaucoup à désirer sous le rapport de la rapidité et de la salubrité du service ; nous oserions même ajouter sous le rapport d'une bonne surveillance.

Il serait facile d'abandonner ces deux maisons,

et de prendre d'autres maisons voisines qui sont louées à des tiers. Elles sont, il est vrai, en mauvais état, mais on pourrait les abattre et construire, sur l'emplacement, les salles destinées à loger les malades.

On aurait ainsi l'avantage d'avoir un service régulier, établi d'une manière continue, et l'avantage d'isoler le dispensaire des maisons voisines, des maisons juives surtout.

Les habitants juifs de ces maisons reçoivent des matelots et d'autres personnes un salaire pour les laisser causer avec les filles retenues au dispensaire, et permettent aux étrangers, contrairement aux prescriptions médicales, et malgré toute surveillance, d'introduire, dans le dispensaire, des aliments, du vin, de l'eau-de-vie, etc.

Cet abus a été tel, que l'on a été obligé de faire murer certaines croisées dont l'air était nécessaire aux malades, mais dont les ouvertures étaient trop commodes pour cette contrebande.

Cette mesure aurait encore l'avantage d'empêcher la communication des filles qui viennent à la visite avec celles qui sont retenues au dispensaire. Cette communication, dont la surveillance est actuellement extrêmement difficile, permet cependant aux filles du dehors d'apporter à celles qui sont retenues, des vivres, du vin, du tabac, des lettres, etc., et d'éviter ainsi l'examen que l'on fait lors de la visite qui a lieu le samedi de midi à deux heures, et qui se fait toujours en présence d'un employé.

Cette visite, faite aux malades par des personnes du dehors, a lieu dans une pièce séparée par des cloisons éloignées et à claire-voie, de manière que rien ne peut être introduit du dehors sans une permission particulière. Les nouvelles constructions seraient aussi plus sûres, car les maisons louées sont très-mal bâties, les murs sont en terre, et il y a eu jusqu'à six ou sept évasions en quinze mois. Au moyen d'un simple morceau de fer, d'une fourchette même, les filles ont pu percer ces mauvaises constructions, faire un trou, et au moyen de draps de lit s'échapper et porter la contagion au dehors.

Au moyen des terrasses voisines, des Espagnols ont même pu arracher des barreaux de croisées, et communiquer avec les filles malades.

Le dispensaire actuel ne sert pas seulement pour les vénériennes d'Alger, mais encore pour recevoir celles qui lui sont envoyées de Cherchell, de Tenez, d'Orléansville.

Autour de cette cour mauresque, dont nous avons parlé plus haut, on trouve au rez-de-chaussée, la salle de visite convenablement spacieuse et bien éclairée, la cuisine bien installée et suffisamment garnie d'ustensiles; mais le bureau de l'économe, la pharmacie, le préparatoire, la tisanerie, sont dans des locaux insuffisants.

Une fontaine existe dans l'une des cours, elle fournit l'eau nécessaire, qui exige, pour son transport dans les différentes parties de la maison, le travail presque exclusif d'un homme de peine. Il serait facile d'en faire arriver, en plusieurs points, d'un conduit voisin.

Dans une salle sont six baignoires, dont une en bois; elles servent à donner des bains aux malades dont l'état peut chaque jour le réclamer. Le samedi est plus spécialement réservé aux bains de propreté, administrés, ce jour, à la moitié des femmes.

Les malades occupent 13 salles de diverses grandeurs, réparties dans les divers étages des 3 maisons, contenant ensemble 80 lits; mais il y en a 3 hors de service, ce qui ne donne que 77 lits. Ces lits sont actuellement assez bien garnis de couvertures, matelas et linge propre, mais ils sont près les uns des autres, faute d'emplacement convenable ; et malgré tous les soins apportés par l'économe actuel, les malades sont mal à l'aise dans toutes ces petites divisions des maisons mauresques. Les salles sont presque toutes trop petites pour le nombre de leurs habitantes, et surtout trop peu aérées, l'air n'arrivant que d'un côté de la cour, par des fenêtres trop étroites. Dans la répartition des logements, on a égard aux nationalités pour placer ensemble ou dans des chambres contiguës des femmes d'une même origine.

Pour les Mauresques qui le préfèrent, les matelas sont étendus sur les carreaux des chambres.

PERSONNEL DU DISPENSAIRE.

Au mois de décembre 1837, le personnel du dispensaire était composé de :

1 économe à. . . . . 1,000 fr.
1 médecin à. 600
1 homme de peine à. . . . 300
1 portier à. 500

Dans la séance du 27 mai 1839, et comme conséquence de l'agrandissement du dispensaire, voté dans la séance précédente, on décide qu'il y aura :

1 économe.
1 médecin.
1 contrôleur.
3 agents de surveillance.
1 concierge.
1 cuisinier.
1 infirmier.
1 guichetier.
1 homme de peine.
1 négresse de service.

Dans la séance du 6 juillet 1840, on demande la création d'un aide-chirurgien et d'un quatrième agent, attendu l'accroissement survenu dans le nombre des prostituées et pour suffire des besoins du service.

Dans l'intérêt du service, ajoute-t-on, qui est journalier, et dans l'intérêt de la santé des femmes, qui est d'une si grande importance pour la santé publique, il convient que le pansement et le régime médical soient faits par un homme de l'art. Il est difficile que le médecin, avec le modique traitement qu'il reçoit, puisse y être astreint.

Aussi la Commission a-t-elle jugé convenable de demander qu'il lui soit donné un aide.

Mais dans la séance du 18 mai 1841, le chirurgien en chef ayant déclaré pouvoir suffire au nombre des visites, même pour l'exercice 1842, les fonds destinés à la fondation d'un aide-chirurgien restèrent provisoirement sans emploi.

La Commission, dans cette même séance, demande la création de deux nouveaux agents de surveillance, attendu que le nombre des prostituées augmente chaque jour et justifie l'exigence de ce nouvel accroissement de surveillance.

Au mois de septembre 1851, le personnel du dispensaire d'Alger était ainsi composé :

1 économe.	1,890 fr.
1 médecin.	1,800
1 pharmacien.	1,500
1 commis aux écritures. . .	920
1 cuisinière.	365
1 infirmier à la pharmacie. .	365
1 portier.	365
1 journalier.	365
4 journaliers.	365
4 agents de surveillance.	

Mais avec ce personnel on fait le blanchissage

à la maison, blanchissage qui anciennement était fait au dehors. Le dispensaire, quant au régime intérieur, n'offre rien qui ne soit conforme à ce qui se passe, en France, dans les établissements de même nature.

DE L'ÉCONOME.

L'agent spécial du dispensaire fut d'abord l'homme du fermier auquel avait été adjugé le produit des filles publiques ; l'administration avait peu ou point d'action sur cet agent, aussi il y eut des abus nombreux, des exactions étranges. Ce ne fut que le 28 septembre 1835 que l'intendant civil, Lepasquier, chercha, par un arrêté, à mettre un peu d'ordre dans l'économat. Il n'y parvint pas entièrement, car, en décembre 1837, on signalait de nouveaux abus, et M. Antié, dans son projet d'arrêté, proposait les articles 27, 28, 29, 30, 31 et 32, pour régler les fonctions, obligations et devoirs de l'économe. Peu à peu l'ordre s'est établi dans ce service difficile et qui exige une surveillance continuelle à cause de la réunion de l'hospice et du dispensaire lui-même.

L'administration se plaît à reconnaître la bonne tenue de la comptabilité de l'économe actuel,

M. Mouzeler, qui est si bon et si ferme à la fois dans ses délicates fonctions; mais oserons-nous faire observer que cet employé intelligent, qui sacrifie tous ses instants à ce pénible service, n'est pas assez largement rétribué? Et cependant, avec le médecin, il peut être considéré comme la cheville ouvrière du dispensaire.

DU MÉDECIN.

Le service médical fut fait longtemps par un seul médecin, avec le modique traitement de 600 fr. : c'était alors M. Méardi ; mais ce médecin recevait en outre des honoraires payés pour chaque visite, ainsi que le fixe l'art. 7 du 28 septembre 1835. Cet article porte que « la visite aura lieu au dispensaire. Toutefois les femmes publiques qui désireraient se faire visiter à leur domicile, pourront en obtenir la faculté en payant une rétribution extraordinaire de 3 francs par visite à titre d'honoraires en faveur du médecin. »

Les appointements furent augmentés lorsque ce droit de visite cessa d'exister et que le dispensaire fut agrandi ; on donna au médecin, pour l'aider dans ses visites et ses pansements, un aide-pharmacien, et on proposa de porter ses appointements à 3,000 francs; mais ils ne sont réellement que de 1,800 francs, somme trop modique assurément pour rémunérer un service aussi pénible et aussi long que celui de la visite journalière des filles publiques de la ville, et du traitement de celles qui sont malades et retenues au dispensaire. Ce double service, que fait M. le docteur Ekelt avec un rare dévouement, lui demande beaucoup de soins et de temps; nul doute que l'administration, mieux instruite, ne récompense plus convenablement le médecin du dispensaire d'Alger.

Il faut une habitude toute spéciale pour le diagnostic et le traitement des maladies particulières des filles publiques. Les fonctions du médecin chargé de cette surveillance particulière sont pénibles et dégoûtantes, elles n'ont pas même cette compensation honorifique que les médecins peuvent rencontrer dans d'autres services; il y a donc justice à élever les honoraires, afin d'avoir toujours un homme capable à la tête de ce service.

DES AGENTS DE SURVEILLANCE.

La régularité du service et la nécessité de surveiller plus attentivement les filles publiques, dont le nombre augmente sans cesse avec la population, ont forcé aussi d'augmenter le nombre des agents de surveillance attachés au dispensaire. Il y en eut d'abord deux, puis, en 1839, il y en eut trois, et enfin dans la séance du 6 juillet 1840, on demanda la création d'un quatrième agent de surveillance; attendu, dit le rapporteur, l'accroissement survenu dans le nombre des prostituées, et les besoins du service.

Ces conclusions furent adoptées; et aujourd'hui il y a quatre agents chargés de ce service très-difficile. Les articles 23, 24, 25 et 26 du règlement cité, page 32, indiquent quelles sont leurs fonctions.

ALIMENTATION DU DISPENSAIRE.

En vertu d'une lettre de M. l'intendant civil des possessions françaises en Afrique, en date du 13 octobre 1832, les rations du dispensaire avaient été fixées ainsi :

Pain.	250 grammes.
Riz.	180
Viande	250
Haricots pour remplacer le riz.	360

Ces rations étant beaucoup trop faibles, les filles faisaient venir des vivres de l'extérieur, circonstance qui constituait au moins un désordre, si elle ne profitait pas à quelques agents subalternes. On proposa alors de fixer ainsi le régime :

Régime gras.

Pain.	250 gram. par jour.
Viande.	375
Riz ou vermicelle. .	40
Légumes.	40

Régime maigre.

Pain.	500 grammes.
Beurre pour la soupe. . .	10
Légumes frais.	750
OEufs pour remplacer les légumes frais.	4
Riz ou vermicelle au lait remplaçant les légumes frais et les œufs.	40
Lait.	20 centilitres.

Le régime actuel a encore été amélioré et convient parfaitement aux malades du dispensaire.

Il est ainsi composé :

Régime maigre.

Potage au riz, au vermicelle, au beurre, deux œufs à la coque ou une omelette, etc., ou légumes frais sans œufs et double ration de légumes. Quelquefois des pruneaux.

Régime gras.

Viande. . . . . 250 grammes.
Pain. 392

Soupe matin et soir, viande, légumes, haricots, pois, pommes de terre, lentilles, petits pois, haricots verts.

DE LA TAXE ET DES ABUS DE LA PERCEPTION.

Il paraît que, dans l'antiquité, les courtisanes, quelle que fût leur condition, étaient considérées comme vouées à un service public et sous la dépendance abo lue du peuple, car elles ne pouvaient sortir du territoire de la république sans avoir demandé et obtenu une permission que les archontes ne leur accordaient souvent qu'avec des garanties pour mieux assurer leur retour.

Le principal lieu de débauches, à Athènes,

était le port du Pirée et le céramique (cimetière), et les courtisanes s'y étaient tellement multipliées, ainsi que dans toute l'Attique, que l'impôt annuel que chacune payait au fisc, constituait pour lui un revenu considérable.

Cet impôt spécial (*pornicontelos*) que l'orateur Eschine nous représente comme fort ancien, sans en attribuer l'établissement à Solon, était affermé tous les ans à des spéculateurs qui se chargeaient de le prélever. Moyennant l'acquittement de cette taxe, les courtisanes achetaient le droit de tolérance et de protection publique.

Cependant les courtisanes et les collecteurs du *pornicontelos* étaient toujours en querelle. Les vexations des uns semblaient s'accroître à mesure que la soumission des autres devenait plus résignée; et tous les ans aussi, la prostitution et le produit de l'impôt s'accroissaient par proportions égales.

Dans des temps plus modernes on a continué à percevoir un impôt dont le chiffre variait infiniment. Nous ne citerons que quelques exemples. Ainsi à Strasbourg, dès 1455, cet impôt était établi, et nous voyons que par arrêté du 18 août 1815, les femmes, divisées en trois classes, furent soumises à une visite de deux en deux mois, et taxées à 1 fr. 50 cent. pour la première classe, à 1 fr. pour la deuxième, et gratis à l'hôpital pour les indigentes.

Elles payaient double si le médecin du canton allait chez elles.

Potton (1) nous apprend qu'en 1842 encore cette taxe existait à Lyon. Il dit « que les médecins seulement sont autorisés à faire lever une contribution de 3 francs par mois, pour visiter *dans les maisons ;* la contre-visite qui s'opère, quinze jours après, à l'hôtel de ville, est gratuite.

» La perception de ce droit, établi en vertu d'une loi ou d'un règlement qui nous est inconnu, s'accomplit par l'intermédiaire d'un agent délégué; il prélève pour lui 50 centimes par fille; l'argent est remis à un comptable qui ne reconnaît, en cette matière, que le pouvoir des médecins; il retient à son tour six pour cent sur les sommes dont il fait une égale répartition entre les inspecteurs. »

Nous le demandons, ajoute l'auteur, une pareille situation est-elle tolérable? ses vices, ses

(1) *De la prostitution dans la ville de Lyon.* In-8°; 1842.

dangers, son inconvenance, ne ressortent-ils pas du simple exposé des faits?

Parent-Duchatelet dit qu'il a trouvé la première trace de cet impôt dans un projet de règlement de 1765.

Il fut d'abord de 1 livre une fois payée, puis il fut élevé à 3 livres par mois, et à 12 livres par chaque dame de maison; mais par un abus qui étonne de la part d'hommes salariés, les visites furent restreintes aux filles qui, par leur aisance, offraient des chances de payement, et il en résulta que la classe la plus pauvre, la plus nombreuse et la plus insalubre, fut abandonnée à une indépendance désordonnée qui rendit presque stériles les bienfaits de l'institution. Des réclamations incessantes furent élevées, par le public, contre cette rétribution. L'on accusait l'administration de prélever des taxes illégales et de se faire payer pour protéger la prostitution. Enfin, notre savant confrère cite un Mémoire où on lisait, « que quelle que fût la légitimité de la taxe, elle n'en conservait pas moins quelque chose d'odieux, et que le recouvrement de cette taxe, qui ne pouvait se faire sans arbitraire et sans l'intervention d'agents très-subalternes, donnait lieu à des désordres et à des réclamations souvent fondées ; que les poursuites qu'il fallait nécessairement exercer contre celles qui ne payaient pas, faisaient dire aux filles et aux malveillants, que la police n'exerçait sa surveillance que pour avoir de l'argent ; que tant que la police sanitaire ne pourrait s'exercer que par la rétribution payée par les filles, il faudrait des agents pour la percevoir, des punitions contre les récalcitrantes, par conséquent des moyens de corruption et de l'odieux : on traitera, disait-on, avec les femmes pour ne pas les conduire en prison ; si on ne traite pas, on dira qu'on a traité ; etc. Tout démontre donc qu'on doit supprimer cet impôt. »

Enfin, une Commission nommée par le préfet de police, décida à l'unanimité que la taxe était illégale et immorale, contraire au but de l'institution du dispensaire, réprouvée par l'opinion publique et préjudiciable à l'administration ; qu'il était juste que les habitants d'une ville assurassent l'existence d'un établissement dont l'utilité n'est pas contestée, qui n'a été institué que dans l'intérêt des familles, et dans lequel chaque citoyen doit s'estimer heureux de trouver des motifs de sûreté et de garantie toujours subsistant contre l'invasion d'un mal contagieux et qui menace à la fois sa santé et son honneur. La même Commission n'hésita pas à demander la suppression de l'amende imposée à chaque fille qui ne se présentait pas à la visite.

Nous avons cru devoir citer ces opinions remarquables, parce que nous trouvons à Alger les mêmes impôts et les mêmes abus dans la perception, et cependant la Commission a toujours persisté à maintenir la taxe.

Ainsi, dans sa séance du 4 septembre 1839, cette même Commission décidait *unanimement* et en réponse à la demande du ministre qui proposait la réduction de la taxe, qu'il n'y avait pas lieu, quant à présent, de proposer de diminution de taxe s'appliquant à toutes les filles publiques, mais bien de continuer à la laisser juge de leur situation et de leurs facultés momentanées.

Le 11 août 1830, un arrêté fixa pour l'Afrique cette rétribution mensuelle à 5 francs par mois.

Le 5 juin 1832, on la porta à 7 fr. 44 cent.

Le 28 septembre 1835, elle fut fixée à 10 fr.

Le 30 juillet 1844 et jusqu'au 1er août 1845, elle fut maintenue à 9 fr. Les filles devaient en outre payer 10 fr. pour avoir le droit d'aller dans une fête à l'extérieur de la ville, et 3 fr. à l'intérieur.

En 1835 elles purent se faire visiter chez elles moyennant 3 fr. payés au médecin.

Le règlement du 31 décembre 1837 proposait à l'article 18 de faire payer 20 fr. par mois aux filles dites entretenues.

Et à l'article 6, de faire remise par le maire de tout ou partie de la rétribution mensuelle et même des amendes en faveur de toute fille qui justifiera de son état d'indigence par un certificat signé du contrôleur, de l'économe et du médecin du dispensaire.

Le 1er décembre 1841, la Commission persistait à maintenir la taxe, malgré l'accroissement des recettes.

Enfin, le 2 juin 1843, cédant en partie à l'évidence, elle émettait l'avis suivant : 1° que la rétribution exigée des filles inscrites fût diminuée et réduite à 5 fr. par mois. Il paraît cependant que cet avis n'a pas été pris en considération, car la taxe actuelle est toujours de 10 fr. par mois.

Nous avons dit ailleurs que la perception de cette taxe fut confiée tantôt aux soins du médecin à qui elle profitait, tantôt à des agents spéciaux; mais partout on signala les abus et les interprétations peu honorables de ces perceptions.

M. Antié, dans son Rapport, dit en parlant de la police des filles publiques, que les agents de la police perçoivent à leur profit des sommes qui varient de 5 à 40 fr. sous les plus petits prétextes, comme fêtes à l'extérieur, fêtes à l'intérieur, contraventions.

5° Quand la femme de l'un des agents de police a été accouchée, chaque fille a été obligée de lui donner 5 fr.

10° Toutes les exigences de la police sont précédées de menaces de la prison, et suivies d'effet lorsqu'elles ne sont pas satisfaites.

11° Spéculant sur la santé publique, la police reçoit de chaque fille malade ou ulcérée, *pour ne pas être conduite au dispensaire* et pour ne pas être privée des bénéfices de la prostitution, une rétribution qui varie de 5 fr. à 20 fr.

M. Germont, commissaire central de police, signalait une diminution de plus de 4,000 fr. dans les recettes, par suite d'abus dans la perception.

Au mois de septembre 1851, les filles payaient encore 5 fr. par quinzaine ou 10 fr. par mois.

Sans doute la perception se fait bien actuellement, et l'on a remédié à beaucoup de ces petits abus que je viens de signaler, et cependant nous avons entendu dire, à Alger, que les inspecteurs recevaient de l'argent de certaines filles insoumises qui ne venaient pas à la visite et qui passaient alors pour insaisissables.

Nous trouvons, pour notre part, que le véritable moyen d'empêcher ces filles de venir à la visite, c'est de les obliger à apporter elles-mêmes leur argent au moment où elles se présentent, et de les retenir si elles ne payent pas. N'est-il pas évident que cette mesure est fausse? car elles ne viennent à la visite que contraintes et forcées, et toujours sous la crainte d'être envoyées au dispensaire au moindre symptôme de maladie. Si donc elles doivent encore avoir à redouter la prison, faute d'argent, elles resteront insoumises aussi longtemps et aussi souvent que possible.

Ne serait-il pas honorable pour le gouvernement de renoncer à cette taxe, à cet argent de source impure, et à exercer contre les prostituées une surveillance d'autant plus rigoureuse qu'elle n'aurait plus alors pour mobile que l'intérêt et la santé publique, et qu'il ne serait plus possible de lui prêter d'autres intentions? L'exemple de Paris et de beaucoup d'autres grandes villes est à suivre. L'administration n'en sera que plus respectée, et la santé publique plus assurée.

On trouve cet impôt établi dans les principales villes de l'Orient : il existait encore en Égypte, il y a quelques années, sous le nom de *kordé*.

Chaque femme inscrite payait un impôt qui variait suivant ses qualités physiques, et il était recueilli par un apalthateur général (fermier).

Nous le trouvons encore plus près de nous, dans la grande Kabylie (1) :

« Dans certaines tribus, et notamment chez les Ygnifsal, les femmes et les filles livrées à la prostitution payent, chaque année, au jour de l'an une espèce de patente qui ne s'élève pas à moins de cinq douros : cet argent est versé au trésor public.

» Elles cessent de payer quand elles se marient, ou quand elles renoncent à leur état; mais cet usage n'est pas général en Kabylie. »

(1) Daumas et Fabar, *la grande Kabylie*. In-8°, p. 47 ; 1847.

DE LA VISITE DES FILLES PUBLIQUES.

La visite des filles publiques a lieu au dispensaire, chaque matin à sept heures.

Elle est faite par le médecin, assisté de l'aide-pharmacien seulement, dans une pièce dont l'accès est interdit à toute autre personne de la maison. Cette pièce, parfaitement éclairée, a un mobilier des plus simples. Il consiste en quelques chaises, une table pour écrire les prescriptions, des seringues à injections, des instruments de chirurgie, des spéculums et quelques médicaments d'un commun usage et que l'on doit toujours avoir sous la main. Ce sont des liquides émollients, acidulés ou astringents, qui sont injectés par le médecin lui-même, et selon qu'il le juge convenable ; quelques onguents et pommades, etc. ; un immense fauteuil, en bois de chêne, un peu renversé, ayant des bras solides, et en avant deux petites planchettes écartées, de la forme d'une semelle de soulier, pour recevoir et soutenir les pieds de la femme soumise à l'inspection. Ce fauteuil, monté sur une petite estrade élevée, est placé vis-à-vis la croisée, de manière à éclairer parfaitement les organes soumis à l'inspection. Les femmes, sur un signal donné par le médecin, entrent séparément et successivement, et sont passées en visite pour qu'il leur soit appliqué immédiatement ou plus tard les médicaments ordonnés et portés au registre.

Les filles plus malades qui ne peuvent venir à la visite sont vues et pansées dans leur lit.

Jusqu'en 1838 les documents administratifs ne nous donnent pas le chiffre des visites faites au dispensaire, et cependant il y en avait depuis 1830, car nous y voyons que c'est seulement du 3 août 1835 que commence le droit, pour les filles, de se faire visiter chez elles. Le chiffre, qui était alors de 18 en moyenne par jour, est de 38 au mois d'août 1838, et cette augmentation s'explique par la suppression des visites à domicile. Le procès-verbal de la séance du 6 juillet 1840 dit que le médecin du dispensaire fait, en moyenne et journellement, la visite de 26 à 27 filles, et qu'il visite également et panse des filles malades, dont le chiffre s'élève, en terme moyen, de 42 à 45, ce qui donne un total de 70 visites et pansements. En 1842, le nombre des filles visitées a été de 5,186, sur lesquelles il y a eu 446 malades; d'où il résulte qu'il y a eu environ 8 malades sur 100 filles visitées.

RECETTES ET DÉPENSES DU DISPENSAIRE.

Nous avons parlé dans un chapitre précédent des irrégularités nombreuses signalées dans la comptabilité du dispensaire avant 1845.

Il ne nous sera donc pas possible de donner d'une manière régulière les recettes et les dépenses du dispensaire; cependant nous croyons utile, au moins comme renseignements, de dire ce que la lecture des registres nous a appris à cet égard.

Cette recette est affermée :

Au s^r Loarby, le 11 juillet	1831,	au prix mensuel de	1,860 f.	» c.
A Mehemet, le 29 novemb.	1831,	—	1,980	»
A Loarby, le 5 juin	1832,	—	1,488	»
A Balré, le 30 juillet	1834,	—	1,666	80
A Balré, le 3 août	1835,	au prix annuel de	27,000	»
Le gouvern^t se charge, dès 1836, de recouvrer cet impôt, par suite des exactions signalées et il reçoit, du 1er janvier au 24 octobre	1837	....	19,917	»
	1838	....	34,426	76
	1839	....	30,625	50
	1840	....	33,934	»
	1841	....	39,580	»
	1842	....	36,382	»
	1850	....	26,026	»
1er semestre de	1851	....	12,027	»

Les dépenses indiquées aux régistres et dans les tableaux du ministère de la Guerre sont incomplets et interrompus ; nous n'avons pu avoir celles des années non indiquées et nous trouvons seulement :

qu'en 1838,	elles ont été de	20,578 f.	» c.
en 1839,	—	19,820	97
en 1840,	—	24,700	»
en 1841,	—	26,692	34
en 1842,	—	29,127	03
en 1849,	—	34,029	44
en 1850,	—	26,710	»
1er semestre de 1851,	—	10,823	»

DÉGRÈVEMENTS.

Dans la séance du 25 avril 1849, le rapporteur de la Commission disait : « que parmi beaucoup de filles inscrites en 1838, il en est un grand nombre qui se trouvent dans la plus profonde misère, et, par suite, dans l'impossibilité d'acquitter la rétribution dont elles sont redevables ; que quelques-unes sont parties, d'autres condamnées par les tribunaux, et qu'il n'y a pas d'espoir de faire aucune rentrée de leur part. » Il proposa donc de dégrever le compte de l'économe des sommes non perçues. Ces dégrèvements eurent lieu ainsi successivement d'année en année, et toujours pour les mêmes causes ;

Pour 1838..	7,315 fr.		
1840	9,910 5,310 3,435	Au total, de........	18,655 f. » c.
1841	525 7,185 2,625	Au total, de........	10,335 »
1842	2,815 9,443	Au total, de........	12,258 »
1843	3,370		

Les recettes que nous avons indiquées plus haut ne sont pas toujours réelles puisqu'il faut en déduire les dégrèvements annuels que nous donnons pour chaque année pendant une assez longue période. Ce qui prouve bien l'énorme difficulté de faire rentrer cette taxe, si insupportable aux prostituées, qui préfèrent souvent partir pour s'y soustraire. Mais les départs de ces femmes ont l'inconvénient de les soustraire aussi à la visite, et de transporter dans d'autres pays les maladies vénériennes dont elles sont atteintes.

MORTALITÉ AU DISPENSAIRE.

Éclairés par l'exemple, les administrateurs ont dû créer un dispensaire pour le traitement de la maladie vénérienne des filles publiques.

Dans quelques grandes villes, à Paris même,

jusqu'en 1821, les prostituées étaient confondues dans les hôpitaux avec d'autres vénériennes seulement égarées; mais il en est résulté des scandales inouïs et même des suicides, et il a fallu songer à la séparation des personnes affectées de cette honteuse maladie.

Le dispensaire d'Alger ne sert donc absolument qu'au traitement de la syphilis chez les filles publiques, et l'on n'y traite presque aucune autre maladie, comme le prouveront les tableaux ci-annexés, à moins qu'il n'arrive à une fille publique en traitement des maladies intermittentes; aussi la mortalité y est-elle presque nulle. Depuis 1848 on ne compte pas plus de deux décès par an; cependant, en 1850, à l'époque du choléra, qui a fait six cents victimes à Alger, il y a eu trois décès, deux femmes cholériques et une phthisique. En 1849 il y a eu deux décès. En 1850 et 1851, un seul décès.

NOMBRE DES JOURNÉES DE MALADES ET DURÉE DU TRAITEMENT.

Nous avons trouvé dans les registres de la mairie d'Alger et dans les tableaux de la situation des établissements français en Algérie publiés par le ministre de la Guerre, quelques renseignements que nous croyons utile de consigner ici : ils concernent le nombre des filles publiques atteintes de maladies vénériennes, le nombre de journées qu'elles ont passées au dispensaire, la durée moyenne du traitement et le prix moyen de la journée.

MOUVEMENT DU DISPENSAIRE D'ALGER.

Années.	Nombre de filles atteintes.	Nombre des journées.	Durée moyenne du traitement.	Prix moyen du traitement.	Observations.
1831	241	3,449	14		
1832	441	10,212	23		
1183	317	8,501	27		
1834	253	6,032	24		
1835	338	7,538	22		
1836	436	10,629	24		
1837	433	8,699	20		
1838	553	14,725 (1)	26	1 18 72	(1) Le procès-verbal de la Commission en date du 27 mai 1839, indique 16,279 journées.
1839	451	13,542	31	1 46 50	
1840	431	14,110 (2)	30 73	1 75	(2) Le procès-verbal de la Commission, en date du 27 mai 1839, indique 18,000 journées.
1841	446	15,519	35	1 70 75	
1842	462	18,127	39 75	1 60	
1843					
1844					
1845					
1846	»	»	»	»	Les renseignements manquent complètement à l'Administration.
1847					
1848					
1849	557	22,622	34 43	1 50	
1850	599 (3)	15,743	24 56	1 70	(3) Avec 42 de 1849.
1851 (4)	289 (5)	7,381	22 64	1 46	(4) 1er semestre. (5) Avec 37 de 1850.

Il faut cependant tenir compte de quelques circonstances qui modifient les chiffres des femmes atteintes et des dépenses du dispensaire en 1850 et 1851. En 1850, seize filles venues d'Orléansville, de Cherchell, de Tenez, sont entrées au dispensaire d'Alger, et en calculant la durée du traitement, fixé à 1 fr. 70 cent., sur le nombre des journées on trouve en plus une dépense de 1,323 fr. 70 cent.

Pendant le premier semestre de 1851, il est entré quatre filles venues de Tenez, et le prix moyen de la journée étant de 1 fr. 46 cent., on trouve qu'elles ont occasionné 386 fr. 90 cent. de dépenses extraordinaires.

DISPENSAIRES DE L'ALGÉRIE.

Le service des dispensaires est encore bien incomplet en Algérie, comme on en jugera en lisant quelques renseignements sur leur installation.

Nous avons parlé longuement du dispensaire d'Alger, et, tout incomplet qu'il est, nous serions encore heureux de voir le service sanitaire des filles publiques aussi bien organisé dans les autres villes.

Les salles des filles publiques sont installées pour

la plupart dans les hôpitaux militaires; à peine isolées des salles des hommes, et surtout des salles de femmes qui parfois deviennent communes, le service y est fait souvent par des chirurgiens militaires et par des infirmiers comme dans toute la province d'Oran. Les salles destinées aux visites et au traitement des filles publiques ne sont encore que des rudiments de dispensaires qu'il est indispensable de créer dans des locaux entièrement isolés des autres malades. La salubrité publique, la morale militent en faveur de cette création urgente des dispensaires dans les principaux établissements de l'Algérie.

Province d'Alger.

Alger. Il y a un dispensaire assez bien organisé, dans lequel les visites se font de dix en dix jours.

Médéah. Il y a un dispensaire annexé pour l'administration à l'hôpital militaire. Le service médical y est fait par le chirurgien en chef de l'hôpital militaire qui reçoit une subvention de l'administration civile. La visite obligée a lieu tous les huit jours.

Blidah. — Il y a un dispensaire administré par un économe, et où le service se fait par un médecin civil.

Ce dispensaire, mal installé, est fort mal tenu. Les visites ont lieu tous les dix jours.

Cherchell. — Les visites ont lieu tous les dix jours et sont faites par un médecin civil, qui se transporte dans les maisons de prostitution et envoie les filles malades dans une des salles de l'hôpital militaire.

Tenez. — La salle où l'on reçoit les filles publiques dépend de l'hôpital militaire. La visite a lieu tous les huit jours; elle est faite par un chirurgien militaire.

Orléansville. — La visite est faite tous les huit jours dans une salle de l'état-major de la place par un médecin italien qui dirige sur l'hôpital militaire les vénériennes, qui sont reçues dans une salle particulière et traitées par un chirurgien militaire.

Postes isolés.—Lorsque, par hasard, il vient une ou deux filles dans les postes isolés, elles sont visitées et traitées par le chirurgien attaché à ce poste.

A tous ces dispensaires de la province d'Alger ou aux salles des vénériennes, sont attachés des infirmiers pour faire le service des malades.

Province d'Oran.

Oran. — Il y a un dispensaire civil où la visite se fait tous les dix jours.

Mostaganem. — Il y a un dispensaire civil où la visite se fait tous les dix jours.

Tlemcen. — Le chirurgien en chef fait, tous les dix jours, la visite des filles publiques et envoie les vénériennes dans une salle séparée de l'hôpital militaire. C'est là qu'elles reçoivent des soins.

Sidi-bel-Abbès. — La visite a lieu tous les cinq jours dans une salle séparée de l'hôpital militaire. Le chirurgien militaire, chargé de ce service, reçoit une gratification de l'administration civile.

Dans toute la province d'Oran, le service des filles publiques, atteintes de maladies vénériennes, est fait par des infirmiers. Ce sont, en général, des jeunes gens, ce qui a parfois occasionné des désordres graves qui ont été signalés au ministre de la Guerre, par les inspecteurs du service de santé. Mais, jusqu'à présent, on a négligé de remédier à un état de choses aussi irrégulier.

Province de Constantine.

Nous savons qu'il y a des dispensaires à Constantine, à Philippeville et à Bône; mais nous n'avons aucun renseignement particulier sur la manière dont le service y est fait (1).

Nous trouvons, dans le *Journal de médecine et de chirurgie militaire*, une note (2) dans laquelle nous voyons qu'en 1840, la syphilis était commune à Constantine, parce qu'on ne prenait aucune mesure contre ce fléau corrupteur. Aucun lieu de refuge n'était ouvert à ses victimes.

On prit alors le parti de faire payer aux filles infectées une somme qui fut employée à l'entretien du dispensaire, où elles furent logées, nourries et traitées sans autre rétribution.

Le local qu'elles occupaient était sain et très-propre. Elles y étaient nourries suivant leurs habitudes.

Cet établissement était régi par une femme.

Les visites avaient lieu deux fois par mois. Terme moyen, on y réunissait cinquante filles, sur lesquelles quatre ou cinq au plus étaient reconnues infectées.

(1) Ceux qui désireraient quelques détails sur le dispensaire de Blidah devront consulter le tome LVI, p. 28 et suivantes des *Recueils des Mémoires de médecine et de chirurgie militaire*, et la page 264 du tome LII pour le dispensaire de Constantine.

(2) Tome LII, p. 264, année 1840.

Ce dispensaire a eu sept femmes en traitement, terme moyen.

On voit de suite combien ce mode d'entretien du dispensaire était vicieux, et qu'il allait droit contre le but qu'on voulait atteindre. Les filles infectées, étant punies parce qu'elles étaient malades, devaient nécessairement se soustraire aux visites le plus longtemps possible, et pendant ce temps elles propageaient la syphilis.

Si, comme tout le fait présumer, nous devons un jour étendre notre domination au sud de nos établissements français, jusqu'au Sahara algérien, il nous faudra aussi organiser des dispensaires dans ces contrées. Il peut donc être intéressant d'établir dès à présent quelles sont, sous le rapport de la prostitution, les mœurs de ces tribus sahariennes.

Ces renseignements, que nous avons puisés dans l'excellent ouvrage du colonel Daumas (1), se rattachent indirectement à notre sujet.

Les mœurs sont généralement pures dans la ville d'El'-A'rouát; cependant les filles des Ouled-

(1) *Le Sahara algérien*, par le lieutenant-colonel DAUMAS. 1845, 1 vol. in-8°.

Nâïl et des A'rázlia, viennent y faire, comme autour de toutes les grandes villes du Sahara, commerce de leurs amours.

Les femmes des A'rázlia qui passent pour très-belles, sont peut-être pour cette cause fort débauchées, et ont la triste spécialité de fournir les lieux de prostitution du Sahara algérien. Beaucoup d'entre elles vont se prostituer à Tougourt et dans les autres villes et k'sour du désert.

Elles partagent cette profession et les profits qu'elles en retirent avec les filles de la tribu des Ouled-Nâïl, dont les femmes et surtout les filles jouissent d'une très-grande liberté et sont de mœurs fort dissolues. Quelques filles d'autres tribus viennent aussi leur faire concurrence, ce sont celles de la tribu des A'mer, dans les environs de Sétif, et celles des Ouled-Ourábah', kabyles des environs de Bougie.

Lorsque ces filles viennent à Tougourt, où les mœurs sont assez pures dans l'intérieur de la ville, c'est toujours pendant l'hiver; elles campent dehors sur un petit mamelon qu'on appelle Drâ'el Guemel (le mamelon des poux), et là elles s'y prostituent argent comptant. Ces filles, qui ont une grande réputation de beauté, sont fort sales;

elles vont la figure découverte comme toutes les femmes du désert.

Mais, par opposition à ce scandaleux tableau, on retrouve des tribus où les mœurs sont beaucoup plus pures.

A R'damês par exemple, les femmes sont sévèrement surveillées. La femme qui divorce ne trouve plus à se remarier. Celle qui se prostitue est chassée de la ville.

Les Beni-Mzab qui sont mahométans, mais khouaredj (sortants, schismatiques), sont pour cette cause méprisés des Arabes.

Leur pureté de mœurs est poussée jusqu'au rigorisme : ce sont les puritains du désert. Ils peuvent, il est vrai, épouser quatre femmes; mais, contrairement aux habitudes du Sahara, ils les cachent soigneusement aux yeux de tous. Un fils ne peut voir que sa mère, un frère ne peut voir que sa belle-sœur; sortent-elles, elles se voilent entièrement et de manière à ne laisser voir qu'un œil. L'adultère est lapidée; son complice paye une amende très-forte, reçoit cinq cents coups de bâton et il est banni du pays.

Ce fut en 1495 que le mal connu sous le nom de syphilis vint affliger la France. Longtemps on crut que ce mal était, comme le choléra, une impression atmosphérique, et trois siècles s'écoulèrent avant qu'il fût pris des mesures contre la propagation de ce fléau ; on aurait certes de la peine à supputer les nombres des victimes qu'il a faites.

L'établissement des premières maisons et lieux publics remonte à 1455, et leurs règlements ne font aucune mention de cette horrible maladie ; mais certainement ces maisons de débauche furent immédiatement infestées et servirent de moyen de transmission trop rapide à sa propagation.

Il n'est pas besoin de dire que la syphilis existait à Alger à l'époque de notre conquête ; aussi s'empressa-t-on, dès le mois d'août 1830, d'ouvrir des dispensaires dans toutes les villes de l'Algérie que nous avions en notre possession, et on en fit ouvrir à mesure que nous avancions sur le sol africain. Cela était nécessaire, non-seulement pour les filles publiques elles-mêmes, mais aussi pour nos soldats qui gagnaient cette maladie par milliers. En cela il y avait rapport exact entre le nombre des militaires vénériens et le nombre des filles publiques vénériennes. Ce fait avait déjà été remarqué et signalé par Potton, dans son ouvrage sur la prostitution de Lyon (1).

On a fait, en Algérie, une observation assez curieuse : c'est que les maladies vénériennes sont plus communes sur les côtes et surtout dans les ports de mer, que dans l'intérieur des terres et dans les villes que nous y possédons. Cette observation avait déjà été faite dans d'autres ports de la Chine, par exemple, où l'on attribue la multiplicité de ces maladies aux matelots anglais.

Il semblerait donc rationnel, si l'on voulait combattre efficacement la syphilis, de soumettre les matelots à des visites de santé avant de leur permettre de débarquer. On pourrait fournir d'excellents motifs à l'appui de cette proposition.

Le petit nombre de filles publiques qui existent près de nos postes de l'intérieur et les visites fréquentes qu'elles subissent, ont bien vite détruit la syphilis ; mais on la voit reparaître lorsque les bataillons qui tenaient garnison dans les villes du littoral sont dirigés dans les postes des montagnes. Les médecins chargés du service sa-

(1) Page 70, in-8°; 1842.

nitaire trouvent toujours, dans ces mutations, un certain nombre de soldats qui doivent être soumis à un traitement antisyphilitique.

Il ne nous a pas été possible de nous procurer les registres des dispensaires de cette époque, ni les feuilles médicales où cette maladie devait être signalée; mais M. le docteur Ekelt a bien voulu nous donner en tableaux, les relevés qu'il a faits pour le deuxième semestre de 1849, l'année 1850 entière et le premier semestre de 1851. Les voici tels qu'ils nous ont été livrés :

Tableaux des affections vénériennes traitées au dispensaire d'Alger.

DEUXIÈME SEMESTRE DE L'ANNÉE 1849.

	Urétrite.	Vaginite.	Chancres.	Ulcération au col de l'utérus.	Bubon.	Tubercules plats.	Ulcération à la bouche.	Ulcération au vagin.	Ulcération à l'anus.	Syphilides.	Végétations.	Syphilis constitutionnelle. (1)
Juillet ...	5	8	5	6	»	»	»	2	1	1	»	1
Août.....	»	11	6	7	1	1	1	»	1	»	»	1
Septembre	9	10	4	8	»	»	»	2	»	2	»	1
Octobre ..	10	9	6	9	»	»	»	1	»	»	2	1
Novembre.	7	10	3	12	1	»	»	1	1	2	2	1
Décembre.	7	8	4	8	2	1	1	»	2	»	1	1
	38	56	28	50	4	2	2	6	5	5	5	6

(1) Syphilis constitutionnelle ou plusieurs affections tertiaires réunies en même temps sur le même sujet.

ANNÉE 1850.

	Urétrite.	Vaginite.	Chancres.	Ulcération au col de l'utérus.	Bubon.	Tubercules plats.	Ulcération à la bouche.	Ulcération au vagin.	Ulcération à l'anus.	Syphilides.	Végétations.	Syphilis constitutionnelle.
Janvier...	8	9	4	5	1	»	1	1	»	»	2	1
Février...	11	6	5	12	»	1	2	1	1	1	3	1
Mars.....	2	15	9	4	»	1	3	2	2	»	»	2
Avril.....	10	7	7	9	»	3	»	1	»	2	1	»
Mai......	»	1	8	6	1	»	2	2	1	»	2	»
Juin	7	12	7	9	»	4	2	2	1	1	1	1
Juillet....	2	11	7	8	»	4	»	1	4	1	»	»
Août.....	6	7	6	4	2	2	»	1	»	»	1	1
Septembre	1	21	8	5	»	1	»	1	»	»	»	»
Octobre ..	2	21	8	2	»	»	2	2	4	1	»	2
Novembre.	2	12	8	8	1	»	2	»	1	»	»	»
Décembre.	4	13	3	6	»	»	1	»	»	»	3	»
	55	135	80	78	5	16	15	14	14	6	13	8

PREMIER SEMESTRE DE L'ANNÉE 1851.

	Urétrite.	Vaginite.	Chancres.	Ulcération au col de l'utérus.	Bubon.	Tubercules plats.	Ulcération à la bouche.	Ulcération au vagin.	Ulcération à l'anus.	Syphilides.	Végétations.	Syphilis constitutionnelle.
Janvier...	3	11	7	4	»	2	3	2	»	»	»	1
Février...	4	3	3	3	»	1	1	»	3	»	»	»
Mars	9	11	8	6	»	3	»	2	1	1	3	1
Avril.	6	9	5	3	»	3	1	»	3	»	3	»
Mai......	5	7	6	5	»	»	1	1	1	1	4	1
Juin	7	11	3	2	»	2	2	»	»	»	1	»
	34	52	32	23	»	11	8	5	8	2	11	3

L'examen de ces tableaux nous démontre que par suites des visites fréquentes faites au dispensaire, les affections graves sont assez rares, puisque l'on peut ainsi arrêter le mal à son début, et notre confrère nous affirmait que les symptômes les plus fâcheux de la maladie vénérienne se montraient surtout chez les filles insoumises qui avaient pu pendant longtemps échapper aux visites et à la poursuite des agents.

Les mois de septembre, d'octobre, novembre et décembre sont généralement les mois où il y a le plus de malades; ils succèdent, il est vrai, aux fortes chaleurs, pendant lesquelles la cohabitation avec les filles publiques paraît plus fréquente.

Cette étude des maladies nous a fait remarquer le nombre relativement assez considérable des ulcérations à l'anus, et nous en avions tiré la conclusion, que les habitudes de sodomie étaient aussi en usage chez les filles publiques.

Cette observation curieuse nous a été confirmée depuis par une lettre du médecin du dispensaire d'Alger, en date du 18 février 1852, où il nous marque que l'anus présente chez plusieurs filles la forme d'entonnoir (infundibuliforme) qui doit être attribuée à la malheureuse habitude d'exercer le coït par le rectum.

Un médecin, qui a beaucoup voyagé en Orient, nous disait qu'on lui avait affirmé à Rome, à Malte, à Smyrne et à Alexandrie, que toutes les filles publiques commençaient à demander au visiteur : *come lo vuole, o i...., o d....*, et que cette habitude était tellement dans les mœurs, que la proposition ne choquait personne.

Visitant un jour le grand hôpital de la marine d'Alexandrie, il fut fort surpris de voir la posture particulière adoptée par les marins : tous montraient à la visite leur anus plus ou moins avarié. Il y avait là des hommes qui avaient contracté la syphilis dans d'autres ports de mer et l'avaient propagée à bord, par suite des honteuses habitudes si répandues chez les matelots et les prisonniers.

La gravité de la maladie vénérienne a certainement diminué depuis que la surveillance des prostituées est mieux faite, et si l'on veut perfectionner encore le mécanisme de ce service, la santé de ces femmes et la santé publique ne peuvent qu'y gagner.

Un des inconvénients sérieux de la prostitution

clandestine est le traitement incomplet et à domicile de ces femmes lorsqu'elles sont affectées de syphilis. Malgré les désavantages qui en résultent pour le traitement, il n'en est pas moins certain que ces femmes, lorsqu'elles en ont l'occasion, continuent leur métier et s'inquiètent peu de propager une maladie aussi cruelle.

Par cette même raison, on devra certainement ne tolérer, sous aucun prétexte, qu'une fille publique cartée puisse se faire soigner chez elle. Il n'y a que le traitement sérieux du dispensaire qui puisse donner quelque sécurité au public.

Les Arabes aiment beaucoup les femmes, mais ils n'ont pas la lubricité des Maures, ils s'en tiennent à leur femme ; ceux qui sont riches ont des concubines.

Il n'y a pas ou peu de filles publiques dans les tribus ; aussi il y a peu de maladies vénériennes, et c'est peut-être à cette rareté de la syphilis qu'il faut attribuer cette singulière croyance des Arabes, qui est répandue dans les douars de l'intérieur, croyance qu'il serait important de détruire : ils se figurent qu'en cohabitant avec une négresse on lui passe son mal en s'en délivrant. Les esclaves noires devaient, avant 1830, se soumettre docilement à cette épreuve, dont le seul résultat était de doubler le nombre des infectées. L'affection vénérienne est, au reste, assez fréquente chez les Maures; ils se gardent bien de l'attribuer à un commerce impur, mais plutôt à une boisson malfaisante, à un air frais sur les reins, etc.; aussi ne sont-ils pas honteux d'avouer cette maladie.

Ils la guérissent surtout avec les sudorifiques.

DES MOYENS DE CORRECTION EMPLOYÉS CONTRE LES PROSTITUÉES.

On a essayé contre les filles publiques récalcitrantes une multitude de peines plus ou moins sévères, depuis la *machine à marcher,* jusqu'à la section du nez, des cheveux, et l'amende; mais on a été obligé de renoncer à ces différents moyens, et l'on a cru devoir s'en tenir à la prison et au cachot. Il y a, à Alger, une prison pour punir tous les délits qui ont rapport à la prostitution seulement. Les filles prévenues de crimes ou délits sont mises à la prison civile.

Ces peines sont infligées aux filles publiques, 1° pour tarder plus de vingt-quatre heures à se rendre au dispensaire lorsque l'époque de la visite est arrivée pour elles;

2° Pour s'être évadées du dispensaire;

3° Pour avoir insulté les médecins et les agents de l'autorité;

4° Pour manquer de se rendre aux visites sanitaires, et continuer de se livrer à la prostitution lorsqu'elles sont malades.

Quant aux dames de maison, on leur fait fermer leur établissement pour un temps plus ou moins long, selon la contravention, et on peut même leur retirer leur autorisation.

DE LA FONDATION D'UN OUVROIR.

Si nous avons dû établir, dans les précédents chapitres, la nécessité de la prostitution reconnue dans tous les pays et dans tous les temps, si nous avons dû chercher comment elle se réglementait, il nous paraît utile de rechercher encore s'il n'y aurait pas moyen de diminuer ce fléau.

Pour la plupart des filles publiques étrangères à l'Algérie, elles y arrivent grandes, formées, et ayant presque toutes fait le métier de prostituées, et, dans ce cas, il y a peu de chose à faire. Mais pour les jeunes filles étrangères à l'Algérie, et surtout pour les indigènes qui naissent et croissent sous nos yeux, et dans l'intérêt de notre colonisation, nous proposerions, comme adjonction aux écoles de filles, la création d'un ouvroir qui serait destiné à apprendre différents métiers d'aiguille aux jeunes enfants, à leur assurer enfin, pour l'avenir, des ressources contre la misère, qui est une des causes si fréquentes de la prostitution.

Mais ce sont surtout les Mauresques qu'il faut amener à ces travaux manuels. Tel dcit être un des buts de nos colonisateurs.

Avec l'instruction, donnez-leur le goût, le désir, le besoin du travail, et peu à peu vous amènerez ces jeunes filles à lui demander le pain de chaque jour.

Il ne faut sans doute pas amener ces ouvroirs à faire concurrence aux ouvrières de la ville, mais on pourrait charger cet établissement de faire et de raccommoder le linge destiné aux hôpitaux, au dispensaire, aux prisons.

On doit civiliser les jeunes enfants pour en recueillir plus tard des fruits durables.

Il faudrait aussi chercher à moraliser les filles publiques à mesure que l'occasion s'en présenterait; mais on ne peut espérer agir efficacement que sur celles qui sont en prison ou retenues au dispensaire pour maladies.

Parent-Duchatelet et Frégier ont cherché quelles devaient être les personnes qui auraient une plus grande influence sur ces êtres pervertis ; et ils sont arrivés à penser qu'à l'exclusion des religieuses, il serait très-utile d'employer les dames de charité, les médecins et les commissaires de police. Nous sommes entièrement de cette opinion, mais nous croyons que l'économe du dispensaire, qui est continuellement avec ces filles, qui les connaît presque toutes par leurs noms, qui sait ou peut savoir quels sont leurs défauts et leurs qualités essentielles, et par quels moyens on pourrait arriver à leur cœur; nous disons que ce fonctionnaire plus que tout autre est capable de rendre d'immenses services dans l'accomplissement de cette longue et pénible tâche.

On obtiendrait certainement d'excellents résultats du concours des médecins et de l'économe du dispensaire, ainsi que des visites répétées des dames de charité. Peut-être même que sous le patronage de certaines personnes on trouverait à la sortie de prison ou des dispensaires, à procurer de l'ouvrage à quelques-unes de ces filles, qui n'ont embrassé le métier de prostituée que poussées par la misère.

DE LA CRÉATION D'UNE MAISON DE REFUGE POUR LES PROSTITUÉES.

Les remèdes moraux que nous venons d'indiquer sommairement, et sur lesquels nous n'avons pas voulu insister davantage, rempliraient certainement bien une partie du but que nous nous proposons; mais il ne faut pas se dissimuler que les mauvais conseils et les mauvais exemples entraîneraient bientôt à de nouvelles fautes celles que l'on croyait converties. Nous voudrions donc qu'elles ne fussent pas abandonnées à elles-mêmes, et nous proposerions d'établir à Alger ou dans les environs, une maison de refuge pour les filles repentantes. Il existe déjà une maison analogue, c'est la *Maison du Bon Pasteur* établie à El-Biar, pour les jeunes filles abandonnées. En 1849, il y avait 28 jeunes filles à raison d'une première mise de 60 fr. et d'une allocation mensuelle de 20 fr. pour les unes et de 15 fr. pour les autres.

La création de cette maison de refuge que nous proposons, n'offrirait aucune difficulté, et nul doute que si quelque personne influente et charitable prenait cette affaire en main, elle n'arrivât promptement à un résultat avantageux.

On obtiendrait facilement du Gouvernement une des maisons situées hors la ville, et qui, appartenant au domaine, sont actuellement sans emploi. Les fonds de la charité publique, sollicités par le gouverneur général, par monseigneur l'évêque d'Alger et par la Commission nommée à cet effet, viendraient couvrir les dépenses réduites de cet utile établissement.

Il est une autre nature de recettes qui viendraient moralement et avantageusement aider à la création et à l'entretien de cette maison : 1° le reliquat des recettes du dispensaire ; 2° les amendes infligées aux filles publiques ou aux dames de maison pour contraventions dans l'exercice de leur métier.

Sans doute qu'à l'exemple de pareilles maisons établies à Paris ou à Lyon, le travail des filles publiques repentantes viendrait encore apporter un allégement aux charges ordinaires, mais l'aumône ou les souscriptions particulières sont constamment indispensables pour soutenir aussi bien que pour créer ces asiles.

On trouverait de bons modèles et d'excellents

règlements tout près dans la maison du *Bon Pasteur*, établie à Paris pour les filles repentantes, et qui sont énoncés sommairement à la page 559 du tome II de l'ouvrage de Parent-Duchatelet, et dans la maison de *la Providence,* qui reçoit, à Lyon, les filles repentantes qui sortent de l'hospice de l'Antiquaille.

Pour la création de cette maison, il faudrait nécessairement tenir compte des observations qui ont été faites au *Bon Pasteur*. De 1821 à 1833 sur 240 prostituées reçues, 50 sont mortes, et ces décès sont attribués à la vie trop sédentaire, au passage subit d'une vie agitée, mêlée d'excès et de privations, à la vie trop régulière du couvent,

Encore là ne reçoit-on pas les filles de mauvaise santé au-dessous de 18 ans et au-dessus de 25 ans.

Il y a encore une maison analogue à Laval (Mayenne), mais les exercices religieux y sont courts, les travaux variés ont lieu autant que possible en plein air, la nourriture y est saine et abondante. On y reçoit les filles de tout âge et même les scrofuleuses. Malgré cette différence notable dans les admissions, la mortalité n'y est que de 7 à 8 par an.

L'observation a encore prouvé que l'on ne pouvait ramener dans la voie du bien que les jeunes filles âgées au plus de vingt-cinq ans; celles plus âgées qui ont réclamé la faveur d'entrer dans ces maisons, ne l'ont fait que par hypocrisie, et quelques jours d'épreuve ont suffi pour les démasquer. Mais il faudrait dans un climat où la précocité est si grande, baisser encore la limite d'âge pour les indigènes, comme règle générale d'admission.

DE LA FORMATION D'UN CONSEIL DE SALUBRITÉ.

Nous ne nous dissimulons pas les objections qui peuvent être faites à ces propositions philanthropiques; mais nous croyons qu'il est facile d'y répondre, et le service de la prostitution serait mieux fait, et les règlements nouveaux que ce travail provoquera sans doute, seraient plus promptement adoptés, s'ils étaient soumis à un *Conseil de salubrité* pareil à ceux qui existent dans toutes les grandes villes. Il y a à Alger des médecins et des pharmaciens instruits, des architectes et des ingénieurs; il y a enfin tous les éléments indispensables pour former un bon conseil qui étudierait les nombreuses questions d'hygiène publique sur lesquelles, dans la ville principale de nos possessions africaines, il y a tant à dire et tant à faire.

PROJET DE RÈGLEMENT SUR LES FILLES PUBLIQUES D'ALGER.

Nous croyons devoir terminer l'étude de la prostitution à Alger, par un projet de règlement qui améliorerait ce service, permettrait d'exercer une surveillance plus facile, plus prompte, et en rendant la maladie vénérienne moins fréquente et moins grave, contribuerait à assurer la salubrité publique.

PROJET DE RÈGLEMENT

SUR

LES FILLES PUBLIQUES D'AFRIQUE.

TITRE PREMIER.

1. Nous, gouverneur général des possessions françaises en Afrique, considérant qu'il y a né-

cessité de réviser les règlements antérieurs sur la prostitution en Afrique, nous avons arrêté le règlement ci-joint.

TITRE II.

Section Ire.

INSCRIPTION.

2. Toute fille ou femme qui se livre notoirement à la prostitution, est réputée fille publique et enregistrée comme telle, soit sur sa demande, soit d'office.

3. Cette inscription aura lieu par les soins d'un commissaire de police spécial, chef du bureau administratif des mœurs.

4. Cet enregistrement consiste dans l'inscription, sur un registre particulier destiné à cet usage, des noms, prénoms, surnoms et sobriquets de la fille publique, de son âge, de son pays, de sa demeure, de sa profession antérieure et des motifs qui l'ont déterminée à recourir à la prostitution.

5. Avant l'enregistrement, il est donné connaissance, à la femme qui se présente, des règlements concernant les filles publiques.

6. L'enregistrement d'office aura lieu à l'é-

gard du petit nombre des femmes qui, livrées manifestement à la débauche, ont été arrêtées plusieurs fois pour fait de prostitution ou sont atteintes de maladies contagieuses;

7. A l'égard des mineures qui se livrent clandestinement à la débauche et qui ont été arrêtées, en flagrant délit, dans les maisons de prostitution.

8. Les filles publiques enregistrées se divisent en deux classes, les *isolées* ou *filles en carte*, c'est-à-dire celles qui ont un domicile particulier, soit à terme, soit en garni, et les *filles de maison*, dénomination affectée à celles qui demeurent dans les maisons de prostitution, dites de *tolérance*.

9. Elles indiquent, au moment de l'enregistrement, la classe à laquelle elles veulent appartenir, et peuvent ensuite passer d'une classe à l'autre, après déclaration préalable.

Section II.

DU SERVICE SANITAIRE.

10. Toutes les filles publiques sont tenues de se présenter, le matin, une fois au moins tous les dix jours, au dispensaire de salubrité, pour

être visitées et faire constater leur état de santé par les médecins chargés de ce service.

11. Aucune visite ne pourra avoir lieu au domicile des filles en carte ou dans les maisons de tolérance. Toutes les filles, sans exception aucune, doivent être visitées dans les maisons de tolérance.

12. Outre ces visites ordinaires, l'obligation de la visite (dite visite accidentelle) est encore imposée :

1° Aux filles qui font leur déclaration d'exercice;

2° A celles qui passent d'une classe à une autre;

3° A celles qui changent de maison de tolérance.

4° A celles qui demandent des passe-ports;

5° A celles qui sont surprises sans carte;

6° A celles qui se rendent dans les fêtes à l'extérieur de la ville;

7° A celles qui sortent de prison ou des hôpitaux;

8° A celles qui demandent leur radiation.

13. Toute fille publique atteinte de maladie syphilitique ou contagieuse est tenue de se rendre immédiatement au dispensaire pour y êrte visitée d'urgence.

14. La date de la visite régulière, accidentelle ou d'urgence, et son résultat sera écrit et signé de la main du médecin du dispensaire, en regard du nom de la fille publique visitée, sur un registre à ce destiné, qui restera entre les mains de l'économe du dispensaire.

15. Quand les filles publiques en carte auront subi la visite, elles feront apposer sur cette carte un timbre, pour justifier de l'accomplissement de cette formalité.

16. Les visites des filles de maison se constateront par des visas du médecin sur un livre dont les maîtresses de maison seront munies, et sur lequel elles seront tenues de faire inscrire, au bureau administratif des mœurs, les filles qui viendront demeurer chez elles.

17. Les filles publiques reconnues atteintes de maladies vénériennes seront retenues au dispensaire pour y être mises immédiatement en traitement.

18. Le bureau administratif recevra du médecin les renseignements nécessaires pour connaître et faire rechercher les filles qui ont manqué aux visites.

19. Toute fille publique qui aura négligé de

se présenter à la visite pendant plus de dix jours, ou qui aura évité les visites accidentelles indiquées à l'article 12, sera punie d'une amende de trois francs si elle est reconnue saine, et d'une amende de cinq francs si elle est reconnue malade.

Après récidive, la peine de la prison pourra lui être infligée.

20. Toute fille publique malade et condamnée à la prison ne devra subir sa peine qu'après entière guérison.

21. Celles détenues par mesure disciplinaire chez lesquelles la syphilis viendrait à se déclarer, seront transférées immédiatement au dispensaire. Après leur guérison, elles seront écrouées de nouveau, afin qu'elles puissent achever leur peine.

Section III.

PROSTITUTION FEMELLE.

§ Ier. — DES MAITRESSES DE MAISON.

22. Les femmes qui tiennent des maisons de tolérance et qu'on appelle *maîtresses de maison*,

ne peuvent exercer sans l'autorisation de l'administration, autorisation qu'elles n'obtiennent que lorsqu'elles sont majeures et sur la production 1° du consentement écrit du mari si elles sont mariées; 2° et de celui du propriétaire de la maison où elles veulent s'établir.

23. Aucune maison de tolérance ne pourra être dirigée ni directement ni indirectement par un homme. Le mari seul d'une maîtresse de maison pourra y demeurer, mais il ne devra s'immiscer en aucunes manières dans les rapports, discussions et difficultés entre le public, les maîtresses de maison, leurs filles pensionnaires et les agents de police.

24. Les maisons de tolérance devront toujours avoir plusieurs pièces distinctes et séparées.

25. Le nombre des filles qui peuvent demeurer dans les maisons de tolérance est subordonné à la grandeur et à la division de la maison.

26. Il ne pourra y avoir qu'un seul établissement de tolérance dans chaque maison.

27. Les maisons dites *maisons de passe* seront tenues par des femmes qui devront avoir

deux filles pensionnaires au moins, afin de permettre aux agents de police d'entrer à toute heure dans lesdites maisons.

28. Par des raisons de convenance, ces deux sortes de maisons devront être éloignées, le plus possible, des églises, temples, mosquées, du palais du gouverneur, de l'évêché, des monuments, administrations et établissements publics, et des maisons d'éducation.

29. La maison de tolérance pourra être indiquée par une lanterne rouge, comme aussi par une femme âgée qui se tiendra constamment sur le seuil de la porte et toujours seule.

Il lui est défendu de le dépasser et de s'avancer sur la voie publique pour appeler et arrêter les passants.

30. Comme il est interdit à la maîtresse de maison de faire circuler les filles sur la voie publique, elles devront veiller à ce que celles-ci ne s'absentent jamais sans motif plausible.

31. Les maîtresses de maison ne pourront être autorisées à tenir une table d'hôte, un café, un estaminet, un débit de tabac, ou tout autre établissement analogue.

32. Il leur est interdit de placer en évidence

des verres, bouteilles, flacons et autres objets indiquant qu'on donne à boire.

33. Elles ne pourront exercer ni en magasin, ni en boutique, les états de modiste, de lingère, etc.

34. Les maîtresses de maison sont tenues de faire enregistrer dans les vingt-quatre heures, au bureau administratif des mœurs, les filles qui se présentent chez elles pour y demeurer.

35. Lorsqu'une fille inscrite sur le livre d'une maîtresse de maison vient à sortir de chez elle, celle-ci doit également, dans les vingt-quatre heures, en faire la déclaration au même bureau.

36. Lorsque l'entrée ou la sortie d'une fille a lieu la veille d'un jour férié, après midi, la maîtresse de maison doit en faire la déclaration le lendemain dudit jour avant midi.

37. Les maîtresses de maison doivent, à toute réquisition des agents de police, leur montrer le registre sur lequel elles doivent faire inscrire les nom et prénoms de leurs pensionnaires, leur âge, la date des entrées et des sorties, et la date des visites.

38. Les maîtresses de maison doivent tenir leurs croisées constamment closes, en faire

dépolir les vitres ou les garnir de persiennes fermées par des cadenas.

39. Elles ne peuvent laisser mettre une femme sur le seuil de la porte, ou allumer leur lanterne rouge, qu'une demi-heure après l'heure fixée pour l'éclairage public, et, en aucune saison, avant sept heures du soir. Elles devront faire rentrer la femme et éteindre la lanterne à onze heures du soir.

40. A onze heures du soir, les maisons de tolérance seront fermées; mais à minuit l'entrée en sera refusée au public sans exception.

41. Les maîtresses de maison doivent veiller à ce que la mise des filles soit décente, et les empêcher de provoquer à la débauche, par gestes ou propos indécents, de fréquenter les cabarets et de s'enivrer.

42. Elles sont responsables des désordres qui ont lieu, soit à l'extérieur, soit à l'intérieur de leur habitation, par le fait des filles qu'elles logent ou reçoivent passagèrement.

43. Il leur est expressément enjoint d'informer, sans retard, le commissaire de police spécial de toute espèce d'événements qui auraient lieu dans l'intérieur de leur maison et au dehors

par le fait des femmes qui demeurent chez elles.

44. Il leur est défendu de recevoir des mineurs et des élèves de collége en uniforme.

45. Conformément à la loi du 22 juillet 1791, titre 12, article 10, les maîtresses de maison de tolérance ouvriront à toute heure leurs portes aux officiers et agents de police.

46. Les maîtresses de maison qui contreviendront aux dispositions qui précèdent seront punies suivant la gravité des faits : 1° par des amendes; 2° par la prison; 3° par la suspension ou par le retrait définitif de leur tolérance.

47. Le produit des amendes imposées aux dames de maison, ainsi qu'aux filles publiques, sera entièrement versé mensuellement, par les soins de l'économe du dispensaire, dans la caisse de la maison de refuge.

§ II. — DES FILLES PUBLIQUES.

48. Les filles publiques, *isolées ou en carte*, reçoivent, au moment de leur inscription, une carte, renouvelée tous les ans, sur laquelle on met leurs nom, prénoms, et un timbre pour indiquer la date des visites.

49. Il leur est enjoint d'exhiber leur carte à toute réquisition des officiers et agents de police.

50. Il leur est défendu de provoquer à la débauche pendant le jour; elles ne peuvent entrer en circulation sur la voie publique qu'une demi-heure après l'heure fixée pour le commencement de l'éclairage public, et en aucune saison avant sept heures du soir, elles ne peuvent y rester après onze heures.

51. Les filles publiques ne pourront se livrer à la prostitution que dans les maisons de tolérance ou dans leur domicile personnel.

52. Les cabinets noirs chez les rogomistes, cabaretiers, maîtres d'estaminets, marchands de vins et autres boissons, leur sont interdits. Elles ne pourront stationner que devant le comptoir ou dans la pièce même où se trouve le comptoir.

53. Il leur est expressément défendu de fréquenter les établissements publics ou maisons particulières où l'on favoriserait clandestinement la prostitution et de siéger à des tables d'hôtes.

54. Il leur est également défendu de s'introduire dans les casernes ou corps de garde, ou

d'avoir chez elles des militaires après la retraite.

55. Nulle fille publique ne pourra non plus sortir de la ville, pour se rendre dans les tribus environnantes, sans une permission écrite du commissaire de police spécial. La même permission leur sera nécessaire pour aller aux fêtes qui seraient données, soit dans l'intérieur, soit à l'extérieur de la ville.

56. Quelle que soit l'époque de la précédente visite, toute fille publique devra, en cas d'absence, qui ne pourra se prolonger plus de dix jours, être visitée la veille de son départ.

57. Les pourtours et abords des églises, temples et mosquées, à distance de vingt mètres au moins, les passages couverts, le jardin Marengo, les abords du palais du gouverneur, de l'évêché, la place du Gouvernement leur sont interdits.

58. Les rues Bab-el-Oued et Bab-azoun, les quais, le port et généralement les rues et lieux déserts et obscurs, leur sont également interdits.

59. Elles doivent avoir une mise simple et décente qui ne puisse attirer les regards, soit par la richesse et les couleurs éclatantes des étoffes, soit par des modes exagérées.

60. Défense expresse leur est faite de parler à des hommes accompagnés de femmes ou d'enfants, et d'adresser, à qui que ce soit, des provocations à haute voix et avec instance.

61. Elles ne peuvent, à quelque heure et sous quelque prétexte que ce soit, se montrer à leurs fenêtres, qui doivent être constamment fermées et garnies de rideaux.

62. Les filles publiques s'abstiendront, lorsqu'elles seront dans leur domicile ou sur les terrasses, de tout ce qui pourrait donner lieu à des plaintes des voisins ou des passants.

63. Il leur est défendu de stationner sur la voie publique, d'y former des groupes, d'y circuler en réunion, d'aller et venir dans un espace trop resserré, et de se faire suivre ou accompagner par des hommes.

64. Il leur est défendu de partager leur logement avec une concubine ou avec une autre fille, ou de loger en garni sans autorisation.

65. Celles qui contreviendront aux dispositions qui précèdent, celles qui résisteront aux agents de l'autorité, celles qui donneront de fausses indications de demeure ou de nom, encourront depuis l'amende jusqu'à la prison,

une série de peines proportionnées à la gravité des cas.

66. Toute fille publique qui demande sa radiation devra prouver qu'elle a des moyens d'existence ou un état pouvant lui en procurer, ou bien qu'elle est réclamée par une personne connue honorablement, et qui la retire de son état d'abjection en lui fournissant les moyens de vivre sans être forcée de retomber dans la débauche.

67. La radiation définitive n'aura lieu que six mois après l'admission de sa demande.

Pendant ce temps d'épreuve elle restera soumise aux visites du médecin du dispensaire, comme si elle continuait à exercer.

Section IV.

DE LA PROSTITUTION MALE.

68. Tout individu qui se livrera à la pédérastie ou sodomie sera immédiatement arrêté et soumis à la visite du médecin du dispensaire.

69. S'il est reconnu malade, il sera envoyé à l'infirmerie de la prison civile, pour être traduit ensuite devant les tribunaux.

70. S'il est sain, il sera retenu en prison et traduit immédiatement devant les tribunaux.

71. S'il est mineur, il sera retenu correctionnellement dans une prison cellulaire jusqu'à sa majorité.

72. S'il est majeur, il sera condamné à un temps de prison plus ou moins long qu'il subira dans une prison cellulaire.

73. En cas de récidive, l'individu condamné pour pédérastie ou sodomie pourra être expulsé du territoire de l'Algérie.

74. Les maisons de tolérance, les maisons de passe, les établissements de bains où se seront passés ces actes de débauche, seront fermés pendant trois mois, et définitivement fermés en cas de récidive.

TITRE III.

DE LA TAXE DES FILLES PUBLIQUES.

75. Dans l'intérêt de la salubrité publique, dans l'intérêt de la morale, l'impôt perçu jusqu'à ce jour sur les filles publiques est supprimé.

76. Il sera pourvu aux dépenses du dispensaire

et aux frais des agents chargés de la surveillance, par des fonds spéciaux qui seront demandés au ministre de la guerre.

TITRE IV.

DU DISPENSAIRE.

Section Ire.

DE L'ÉCONOME.

77. Il y a un économe chargé de l'administration, de la surveillance et du service du dispensaire, où il doit forcément résider.

78. L'économe veille à l'exécution du service médical, à la régularité et à l'ordre qui doivent exister parmi les filles qui viennent du dehors ; il doit empêcher toutes communications de celles-ci avec celles qui sont retenues, pour maladies, au dispensaire.

79. Il veille à l'ordre et à la discipline des filles malades retenues au dispensaire.

80. Il punit au besoin celles qui sont indociles et turbulentes.

81. Il veille sur la conduite et le service des

employés du bureau, et des domestiques attachés ou service du dispensaire.

82. Il présente les tableaux mensuels d'entrées et de sorties, de durée de traitement des filles malades.

83. Il présente les comptes de recettes et dépenses pour le dispensaire.

Section II.

DU MÉDECIN ET DE L'AIDE-CHIRURGIEN.

84. Le médecin du dispensaire est toujours choisi parmi les docteurs en médecine, et pris parmi les médecins civils autorisés à exercer à Alger. Il est chargé, indépendamment du traitement des filles malades admises dans cet établissement, des visites périodiques, accidentelles et d'urgence, auxquelles toutes les filles publiques demeurent soumises en vertu du présent règlement.

85. Il est tenu de se rendre au dispensaire chaque matin et d'y retourner, dans la journée, s'il y a quelque fille atteinte de maladie grave.

86. Il fait inscrire sur un cahier de visite et en regard du nom de la fille visitée, le résultat de

la visite et, s'il y a lieu, le traitement et l'alimentation de la journée.

87. Il apposera sa signature ou un timbre sur le livret des dames de maison, en regard du nom de la fille visitée, et sur la carte des filles isolées. Cette signature ou ce timbre, avec la date de la visite, feront foi pour constater le nombre des visites faites pendant le mois.

88. Il donnera mensuellement à l'administration un relevé du nombre des filles malades, de la nature de la maladie et de sa terminaison, sous ces trois dénominations : *guéries, en traitement, mortes.*

89. Il donne chaque jour à l'économe, pour être transmise au commissaire de police spécial, la liste des filles qui ne se sont pas présentées aux visites périodiques.

90. L'aide-chirurgien assistera le médecin pendant sa visite, écrira les prescriptions sur le cahier, fera les pansements ordonnés, préparera et distribuera les médicaments.

91. Il devra demeurer au dispensaire, afin de pouvoir donner les premiers secours aux malades, en attendant l'arrivée du médecin.

TITRE V.

Section Ire.

DU COMMISSAIRE DE POLICE SPÉCIAL, CHEF DU BUREAU ADMINISTRATIF DES MOEURS, ET DE SES AGENTS.

92. Un commissaire de police spécial est chargé de l'inscription et de la surveillance des filles publiques.

93. Il veille à ce que les filles publiques ne puissent échapper à l'enregistrement et aux visites sanitaires qui leur sont imposées.

94. Il veille à l'exécution des règlements concernant les filles publiques, les maisons de tolérance, les maisons de passe, et poursuit les sodomites.

95. Il a sous ses ordres quatre agents chargés spécialement de surveiller les sodomites, les filles publiques et les maisons de prostitution.

96. Ces agents ont aussi pour mission d'engager les filles isolées à se rendre exactement aux visites, de contraindre les retardataires, d'arrêter les filles malades qui se sont évadées du dispen-

saire, d'amener à l'enregistrement les prostituées qui cherchent à s'y soustraire ou qui négligent de remplir cette formalité.

97. Ils sont tenus de visiter les maisons de prostitution pour s'assurer si les conditions imposées aux femmes qui les tiennent sont exactement remplies et si ces femmes ne recevraient pas clandestinement de jeunes filles pour les prostituer, ou ne favoriseraient pas d'autres genres de désordres.

98. Il sera accordé une prime aux agents qui découvriront des maisons de prostitution clandestine, lorsque le fait aura été régulièrement constaté par le commissaire de police spécial.

TITRE VI.

Section Ire.

DISPOSITIONS GÉNÉRALES.

99. Le traitement de l'économe du dispensaire est porté à 2400 fr.

100. Le traitement du médecin du dispensaire est porté à 2400 fr.

101. Tout individu convaincu d'avoir recelé

une ou plusieurs filles publiques qui ont l'habitude de se sauver par les terrasses des maisons, ou de les avoir aidées dans leur évasion, sera puni d'une amende de 10 fr. à 60 fr.

102. Les gouverneurs des différentes provinces de l'Algérie, les maires des villes et communes appliqueront, autant que possible, ce règlement sur la prostitution et feront, à l'égard de ceux qui, par métier, favorisent la prostitution, comme les logeurs, aubergistes, propriétaires et principaux locataires, tous les règlements qu'ils jugeront convenables pour la répression de la prostitution.

En cas de contestations, il nous en sera référé.

FIN.

Paris. — Typographie de Mme Ve Dondey-Dupré, rue Saint-Louis, 46, au Marais.

TABLE DES MATIÈRES.

FIN DE LA TABLE.

Paris. — Typ. de Mme Ve Dondey-Dupré, rue Saint-Louis, 46.

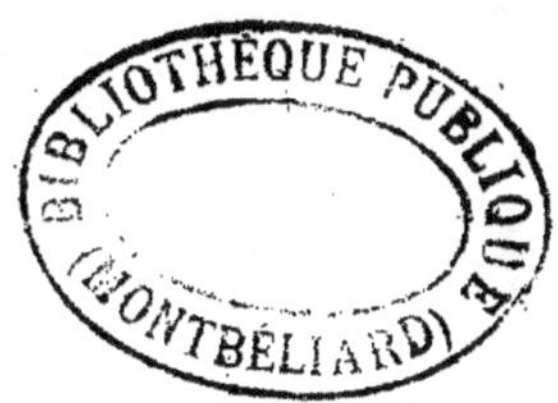

OUVRAGES DU MÊME AUTEUR.

Traité du Maïs ou Blé de Turquie, ouvrage couronné par l'Académie de Médecine. Paris, 1830; 1 vol. in-8°, avec planches. (Chez Mme Ve Bouchard-Huzard, libraire.)

Répertoire des Plantes utiles et des Plantes vénéneuses du globe. Paris, 1836; 1 fort vol. in-8° imprimé à deux colonnes, avec planches.

Atlas du Répertoire. (Chez Renouard, libraire.)

Observations médico-légales sur la Strangulation par suspension incomplète. Paris, 1845; in-8°. (Chez Baillière, libraire.)

Histoire statistique du Choléra-Morbus dans le XIe arrondissement de Paris, pendant l'épidémie de 1849; in-8°, 1851. (Chez Baillière, libraire.)

Avec M. Chevallier :

Mémoire sur les Empoisonnements par les huîtres, les moules, les crabes et par certains poissons de mer et de rivière. Paris, 1851; in-8°. (Chez Baillière, libraire.)

Paris. — Typographie de Mme Ve Dondey-Dupré, rue Saint-Louis, 46.

www.ingramcontent.com/pod-product-compliance
Lightning Source LLC
LaVergne TN
LVHW020200030726
842520LV00003B/807

* 9 7 8 2 0 1 9 7 1 1 2 2 1 *